Anna Cavelius

Endlich schlank ohne Diät

Erfolgreich abnehmen ohne
Jo-Jo-Effekt und Kalorienzählen –
nach dem Erfolgsprinzip LOGI
von Dr. Nicolai Worm.

Inhalt

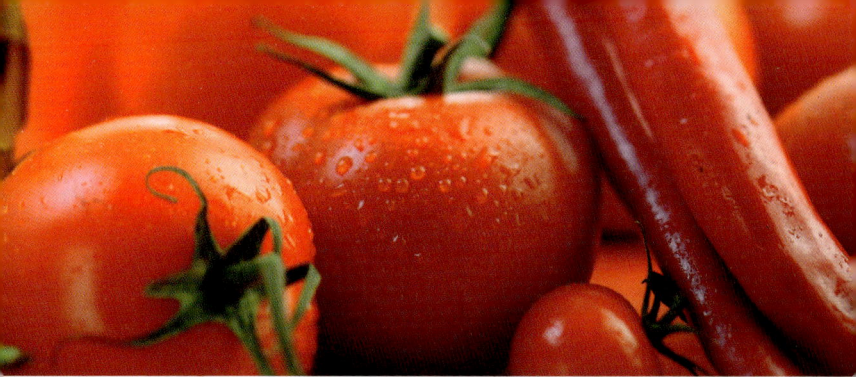

Vorwort

Wer etwas für seine Figur tun, abnehmen und damit eine der wirkungsvollsten Maßnahmen überhaupt ergreifen will, um seine Gesundheit zu schützen – dem machen es unsere modernen Zeiten mehr als schwer. Denn wir essen heute nicht nur mehr als alle Menschheitsgenerationen vor uns, sondern auf dem Speisezettel stehen auch noch zu viel Zucker und Stärke und viel zu wenig gesunde Fette und Vitalstoffe. In vielen Lebensmitteln sind die ungesunden Dickmacher tückischerweise auch noch versteckt, weil sich die Zusammensetzung der Speisen durch die Erfindung von Fertiggerichten und sogenannten Convenience-Produkten völlig verändert hat. Die Fresswelle, die in den 1950er-Jahren des Wirtschaftswunders einsetzte, hält unvermindert bis heute an.

Hinzu kommt, dass der (Berufs-)Alltag heute unbewegter denn je ist. Vieles wird einfach im Sitzen auf dem Bürostuhl oder im Auto erledigt, Rolltreppen und Aufzüge nehmen einem sogar das Treppensteigen ab. Da sich daneben alles ungleich beschleunigt, gehört neben einem Zuviel auf den Tellern und Bewegungsarmut auch noch Dauerstress zum modernen Alltag – alles Faktoren, die peu à peu immer dicker machen.

Was tun? Die üblichen Reduktionsdiäten helfen nicht, ganz im Gegenteil: Zunächst nimmt man zwar kurzfristig ab, nach Ablauf des Abnehmprogramms jedoch wieder zu und zwar meist mehr als vorher – dem berüchtigten Jo-Jo-Effekt sei Dank. Die einzige Möglichkeit, den Schalter umzulegen und langsam aber sicher seine ungeliebten Fettreserven einzuschmelzen, besteht in einer lebenslangen Ernährungsumstellung: Bei der LOGI-Methode nach Dr. Nicolai Worm handelt es sich um ein seit Jahren erfolgreich erprobtes Ernährungskonzept, mit dem jeder nicht nur langfristig abnehmen und sein so erreichtes Wunschgewicht auch dauerhaft halten kann, sondern das auch die Gesundheit fördert. Denn damit mindert man so ganz nebenbei das Risiko für Stoffwechselerkrankungen und Herz-Kreislauf-Beschwerden sowie für Krebs. Diese Zivilisationskrankheiten haben in den letzten Jahren explosionsartig zugenommen.

Heute weiß man, dass insbesondere ein bauchbetontes Übergewicht die Gefahr verstärkt, an diesen chronischen und schwer heilbaren Beschwerden zu erkranken. LOGI steht für »Low Glycemic and Insulinemic Diet« und bedeutet, dass im Rahmen dieser Ernährungsweise auf Nahrungsmittel gesetzt wird, die den Blutzuckerspiegel und damit auch den Anstieg des Dickmacherhormons Insulin möglichst niedrig halten. Dafür wird zum einen die Menge an einfachen Zuckern (zum Beispiel Haushaltszucker) und Stärke reduziert und darauf geachtet, dass nur sogenannte »gute« Kohlenhydrate aufgenommen werden, die lange satt halten. Die Basis der LOGI-Ernährung bilden deshalb frische Gemüse, Salate, Hülsenfrüchte, Pilze, Beeren und Früchte in Kombination mit eiweißreichen Lebensmitteln. Gleichzeitig wird für einen gesunden Stoffwechsel und eine ausgeglichene Hormonbalance auf eine ausreichende Zufuhr aus hochwertigen Fetten und Ölen Wert gelegt. Wer lernt, nach dem LOGI-Prinzip zu essen, kommt in jeder Hinsicht auf seine Kosten. Diese Ernährungsweise gleicht einer mediterranen Ernährungsweise – ist also vielfältig und genussfreudig. Gleichzeitig weist sie eine geringe Energiedichte auf und hält gut und lange satt – und das Ganze ohne mühsames Kalorienzählen. Die frischen Lebensmittel dazu bekommen Sie in jedem Supermarkt. Mit jeder LOGI-Mahlzeit wird Ihr Alltag schöner. Sie tun etwas für sich, es geht Ihnen besser und Sie nehmen langsam aber sicher ab, ohne den Jo-Jo-Effekt zu fürchten, der so typisch für viele Crashdiäten ist. Abnehmen mit LOGI ist mehr als einfach und auch in den stressreichsten Alltag zu integrieren. Die Rezepte für Frühstücke, Mittag- und Abendessen sowie für Mitnehmmahlzeiten und Snacks erfüllen höchste kulinarische Ansprüche und schmecken der ganzen Familie.

Auf den nächsten Seiten lesen Sie alles Wissenswerte zum Thema Abnehmen. Wir zeigen Ihnen, wie Ihr Stoffwechsel funktioniert und was Sie wirklich brauchen, um wieder eine gute Figur zu machen, sich wohlzufühlen und gleichzeitig gesund und leistungsfähig zu bleiben. Im Praxisteil erfahren Sie alles, was Sie wissen müssen, um nach der LOGI-Methode zu kochen und Ernährungsfallen zu umgehen.

Viel Spaß beim Abnehmen und Genießen nach LOGI wünscht

Anna Cavelius

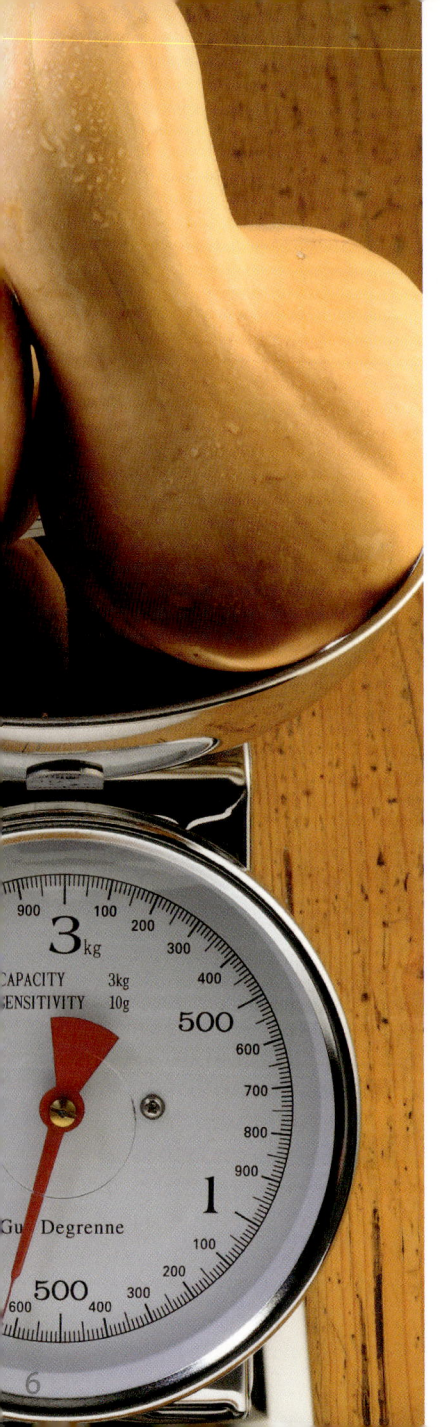

Dick-
werden
leicht
gemacht

Essen heute – Leben im Lebensmittel-Wunderland

Wenn Sie heute einkaufen gehen, sieht das meist folgendermaßen aus: Sie fahren in den nächsten Supermarkt, holen sich einen Einkaufswagen, packen ihn voll und laden dann alles in den Kofferraum Ihres Autos. Mit einem Minimum an Energieaufwand haben Sie so jede Menge Energie für sich und/oder Ihre Familie erstanden und kommen so etwa eine Woche über die Runden (so es sich um einen Großeinkauf gehandelt hat). Nun ist es allerdings so, dass diese Art der Nahrungsmittelbeschaffung überhaupt nicht zu unserem biologischen Programm passt. Dieses ist daran angepasst, dass man sich anstrengen oder zumindest in Bewegung setzen muss, um an etwas Essbares zu kommen. Über Millionen von Jahren musste sich der Mensch in einer Umwelt entwickeln, die wie bei seinen Verwandten aus der Tierwelt allein von Nahrungssuche geprägt war. Sobald der Morgen graute und der Hunger plagte ging es für viele Stunden hinaus auf die Jagd oder zum Einsammeln von Kräutern und Wurzeln, Würmern und Schnecken, Beeren und Wildfrüchten. Die Hauptnahrungsquellen bestanden also vor allem aus Eiweiß (Fleisch, Fisch, tierische Nahrung), Fetten (aus Samen und Nüssen) und wenig Kohlenhydraten (Wurzeln und süße Früchte).

Unser biologisches Programm

Erst mit der Einführung des Ackerbaus vor wenigen Tausend Jahren stand plötzlich in Form von Getreide ein Lebensmittel zur Verfügung, das man im Vergleich zu Fleisch auch besser aufheben konnte. So kam der Mensch erstmals in den Genuss von üppigeren Kohlenhydratportionen. Im Verhältnis zu der Zeitspanne, die uns im Laufe der Evolution zum Homo sapiens machte, entspricht das gerade mal einem Lidschlag an einem Tag. Doch auch für den Ackerbauern war die Essensbeschaffung und -zubereitung ebenso wie für den umherziehenden Jäger immer mit viel Mühe und Bewegung verbunden. Und was es zu essen gab, bestimmten allein die Umwelt und die Jahreszeiten. Nudeln und Müsli, Brot und Brötchen? Reis, Kartoffeln oder Knödel? Chips und Crunchies? All diese Lebensmittel stammen entweder aus anderen Kulturkreisen (wie etwa Kartoffeln) oder sind »Erfindungen« der Neuzeit. Ob unsere genetische Ausstattung jedoch an diese Art von Nahrung schon angepasst ist, darf bezweifelt werden: Unser Stoffwechsel hat sich im Laufe von Hunderttausenden von Jahren an die jeweils vorgegebenen Umweltbedingungen angepasst und damit optimale Überlebenschancen geschaffen. So entwickelte der Mensch ganz spezielle körperliche Funktionen, um in einer kohlenhydratarmen Welt zu bestehen. Doch seit der industriellen Revolution ist die evolutionäre Einheit aus Ernährung durch Bewegung auseinandergerissen.

Die Wohlstandsfalle

Zudem sind ausgerechnet Kohlenhydrate zur beherrschenden Nahrungsquelle in hoch industrialisierten Ländern wie die Vereinigten Staaten von Amerika und Europa geworden. Mit dem wachsenden Wohlstand ziehen jetzt auch ehemalige Drittweltländer nach. Übergewicht wird selbst in Indien und China ein Thema. Das Dumme daran: Grundsätzlich ist es natürlich gut, dass in den reichen Ländern dieser Welt kaum mehr ein Mensch hungern muss. Doch die Gene scheinen sich dort nicht den Nahrungsmittel-Entwicklungen angepasst zu haben. Sie funktionieren immer noch wie zu Urzeiten: Unser Stoffwechsel ist ein altmodisches Modell und Überfluss bekommt ihm schlecht. Wir tappen in die »Wohlstandsfalle«: zu viel und/oder das Falsche auf den Tellern und dazu kaum oder gar keine Bewegung im Alltag. Die Konsequenz: Der Zeiger der Waage schwenkt unerbittlich immer weiter nach rechts aus, Bauch, Beine und Po werden immer runder. Sprengt das Übergewicht dann kosmetisch noch verträgliche Ausmaße drohen neben Selbstwertproblemen massive gesundheitliche Risiken, die den Stoffwechsel aus dem Ruder laufen lassen und krank machen: das metabolische Syndrom (siehe Seite 28)!

Heute fürchtet sich alle Welt vor Braten und Speck, Sahne, Butter und Käse. Fett steht auf dem Index: Stattdessen futtert man stärkereiches Getreide, Reis und Kartoffeln und diverse daraus hergestellte Produkte. Hinzu kommt zum Nachtisch oder zwischendurch noch mit Zucker Gesüßtes. Diese Nahrungsmittel sind in allen erdenklichen Variationen in jeder Tankstelle, jedem Fast-Food-Restaurant und in Snackautomaten 24 Stunden am Tag für relativ wenig Geld zu haben: Baguettes und Brezeln, Cola und Cookies, Kuchen und Kekse, Pizza und Pommes. Zucker und Stärke satt! Offenbar ist doch nicht das

»böse« Fett der Buhmann, der die Fettspeicher anschwellen lässt. Es sind in erster Linie die Kohlenhydrate, die richtig dick machen.

Auf Dickwerden programmiert

Tatsächlich leben wir mit unseren eher noch steinzeitlichen Genen in einer Hochgeschwindigkeits- und Hightechwelt. Diese Welt ist einerseits durch eine enorme Schnelligkeit und eine Vielzahl von Reizen geprägt, mit denen wir tagtäglich umgehen müssen, andererseits zwingt sie uns auch in die Passivität: Durch die Erfindung großartiger technischer Gerätschaften wurde uns fast jede schwere Alltagsarbeit abgenommen. Man denke nur an Wasch- und Spülmaschine, an Staubsauger und Wäschetrockner. Auto und Bus, Bahn und Flugzeug bringen uns vergleichsweise rasch von A nach B. Wir müssen uns bei der Haushaltsarbeit kaum mehr anstrengen, das Reisen erledigen wir sitzend, und viele Berufe finden heute am Telefon, vor dem Computer oder einfach am Schreibtisch statt. Dabei ist unser Stoffwechsel nicht nur der eines allzeit bewegten Jägers und Sammlers, sondern auch der eines Speichergenies. Diese wunderbare Erfindung der Evolution ermöglichte uns das Überleben – und sorgt heute dafür, dass wir bei einem Überangebot an Essen schnell dick werden und auf diesen Pfunden sitzen bleiben.

Überlebensvorteil mit Folgen

Da sich unsere Urahnen im Gegensatz zu uns morgens nicht einfach nur an den gedeckten Frühstückstisch setzten, um ein paar Stunden später zum Mittagessen heimzukommen und vor dem Schlafengehen noch eine Abendmahlzeit zu verzehren, musste sich die Evolution etwas einfallen lassen, damit diese bei der unregelmäßigen Nahrungszufuhr nicht verhungerten. Denn in der Frühzeit des Menschen wurde Essen nicht von so unzuverlässigen Taktgebern wie dem Wetter und dem Jagdglück diktiert. Mal gab es reichlich, dann wieder tagelang wenig oder nichts. Um zu überleben entwickelte der Mensch die Fähigkeit, Fett zu speichern. Überschüssige Energie, die nicht sofort durch Laufen und Gehen, Holz sammeln oder Wasser holen verbrannt wurde, landete so für magerere Zeiten rund um die Hüften und an den Oberschenkeln sowie am Bauch. Das Tückische an dieser schier unbegrenzten Fähigkeit zu speichern (die menschlichen Fettzellen sind enorm dehnbar): Ändert sich die Nährstoffzusammensetzung und stimmt das Verhältnis von Energiezufuhr und Energieverbrauch in einem aktiven Alltag nicht mehr, so wird der Mensch dick. Diese Änderung der Nährstoffzusammensetzung setzte mit der Entwicklung des Ackerbaus ein: Vor gut 10.000 Jahren, gegen Ende der letzten Eiszeit, begann der Mensch aufgrund des knapper werdenden Angebots an Wild bei einer gleichzeitigen Zunahme der Bevölkerung mit der Aussaat von Getreide und anderen Wildpflanzen und zähmte und züchtete junge Wildtiere, um sich so weitere Nahrungsquellen zu erschließen, die leichter steuerbar und auch leichter zu bevorraten waren. Damit legte er die Grundlage zur modernen Zivilisation. Sein Stoffwechsel jedoch blieb auf Energieeffizienz und Speichern programmiert: Denn da der Mensch 99,5 Prozent seiner Zeit auf der Erde als Jäger und Sammler mit der für diesen typischen eiweißbetonten Kost zubrachte und gerade einmal 0,5 Prozent als Ackerbauer, ist der Körper sehr vieler oder der meisten Menschen nicht an kohlenhydratreiche Lebensmittel angepasst und reagiert entsprechend empfindlich auf sie. Dabei spielt das Dickmacherhormon Insulin eine entscheidende Rolle (siehe Seite 25). Nur sehr wenige Menschen »vertragen« eine stark kohlenhydratreiche Kost ohne die entsprechende anstrengende Muskelaktivität. Die meisten mit dem Erbgut der Jäger und Sammler werden dann davon dick oder entwickeln Unverträglichkeiten.

Was alles dick macht

Doch es ist nicht nur das Übermaß an allgegenwärtigen Kohlenhydraten, das die Gewichtszunahme beschleunigt. Zwischen dem 25. und 65. Lebensjahr legt durchschnittlich jeder zweite Erwachsene in den Industrienationen mindestens 15 Kilogramm an Gewicht zu. Das hängt mit Veränderungen im Energiestoffwechsel und Hormonhaushalt zusammen. Allein das Bauchfett nimmt bei Frauen wie bei Männern in dieser Zeitspanne um etwa 20 bis 35 Prozent zu. Das verstellt das Hormonsystem schon in jungen Jahren. Bei Frauen sinkt mit Beginn ihrer Wechseljahre weiterhin der Östradiol-, Progesteron- und auch der Testosteronspiegel, die alle einen Einfluss auf die Aktivität des Stoffwechsels haben. Bei unserer hoch kalorischen Ernährung und der wenigen Bewegung lässt das einerseits die Muskeln schrumpfen und andererseits eine verstärkte Bauchfettansammlung gedeihen, die sonst eher typisch für eine männliche Körperfettverteilung ist. Da hier neben den Eierstöcken am meisten von dem Weiblichkeitshormon Östrogen produziert wird, versucht der weibliche Körper, den altersbedingten Östrogenmangel durch immer mehr Bauchfett zu kompensieren. Doch auch bei Männern sinkt mit steigendem Lebensalter die verfügbare Testosteronreserve. Das Bauchfett wird dann weniger leicht abgebaut, und es fällt den Herren der Schöpfung schwerer, sich neue Muskeln anzutrainieren. Neben diesen biologischen Faktoren greifen heute in Sachen Gewichtszunahme typischerweise mehrere Faktoren ineinander:

Regierungen weltweit müssen der Ausbreitung von Übergewicht und Fettleibigkeit mit radikalen Schritten entgegentreten. Das fordern jetzt Wissenschaftler (Lancet 2011; 378: 741). Ähnlich wie beim Rauchen sollten die Vereinten Nationen eine Rahmenkonvention zur Kontrolle von Fettleibigkeit verabschieden. Ohne die Führung von Regierungen sei die Epidemie des Übergewichts nicht mehr rückgängig zu machen, heißt es im Leitartikel des Journals. Anstoß für die drastischen Forderungen liefern neue Zahlen: Einer Untersuchung der Universität im australischen Melbourne zufolge sind heute weltweit mehr als 1,5 Milliarden Erwachsene übergewichtig (Lancet 2011; 378: 804). Hinzu kommen 500 Millionen sehr Dicke (Adipöse) sowie 170 Millionen Kinder. In manchen Gegenden wie etwa den USA oder dem Westen Australiens habe Fettleibigkeit mittlerweile das Rauchen als größte zu verhindernde Gesundheitsgefahr überholt, heißt es in dem Artikel. Um der Ausbreitung von Fettleibigkeit Einhalt zu gebieten, müssten Regierungen unter anderem Zusatzsteuern auf ungesundes Essen und Trinken erheben, fordern Forscher der Harvard School of Public Health im US-amerikanischen Boston (Lancet 2011; 378: 838). Außerdem müsse ähnlich wie beim Rauchen die Werbung für ungesundes Essen kontrolliert werden, vor allem, um Kinder zu schützen.

Dickmacher No. 1: Essen

Essen kann schlank machen oder unglaublich dick. Denn heute lauern allerorten jede Menge Fallstricke: In den letzten Jahren vergrößerten sich nicht nur die Portionen in Restaurants, Kantinen und im Lebensmittelhandel wie durch Zauberhand. Das führt dazu, dass man mehr isst, ohne es zu wollen. Eine US-Studie zeigte, dass Probanden mit großen Essportionen auch mehr futterten als die, die nur kleine Rationen bekamen (Am J Clin Nutr 76, 2004, 1207). Hinzu kommen die aggressiv beworbenen Verführungen immer neuer essbarer Kreationen aus der Lebensmittelindustrie. Sie sorgen dafür, dass mit zu viel Essen richtig Geld verdient werden kann. Gab es in den 1950er-Jahren in Deutschland etwa 1.400 verschiedene Lebensmittel in den Läden, so sind es heute über 9.000. Ein Wunder: Denn Basislebensmittel wie Gemüse, Obst, Milch und Milchprodukte, Fleisch, Eier und Käse haben sich allenfalls hinsichtlich ihrer Qualität verändert. Bei den neu hinzugekommenen Erfindungen handelt es sich samt und sonders um Fertiggerichte und Convenience-Produkte, bei denen nur eine gründliche Lektüre der Zutatenliste dabei hilft, rauszukriegen, was und wie viel wirklich an »Lebens-Mitteln« darin steckt.

Essen dient heute längst nicht mehr nur dazu, satt zu werden oder den Hunger zu stillen, Essen ist ein Lifestylefaktor. Verpackung, Werbung und Preis müssen stimmen, um den Verbraucher zum Kauf und zum Essen zu bewegen. Welche Substanzen sich hinter den aufwendig designten Verpackungen verbergen, ist zweitrangig. So herrscht in Supermärkten und Discountern ein Überangebot an billigen Nahrungsmitteln. Die meisten davon sind industriell bearbeitet und mit Chemikalien versetzt, um sie lange haltbar zu machen. Denn nur so lassen sie sich über weite Strecken transportieren. Zu demselben Zweck werden Obst und Gemüse massenweise unreif geerntet. In Lagerhallen reift es dann nach. Dabei bleibt allerdings das Gros an wertvollen Inhaltsstoffen wie Vitamine und Mineralien auf der Strecke.

(i) *Zeit- oder Geldmangel sind kein Grund, sich ungesund zu ernähren. Die Rezepte, die Sie ab Seite 105 finden, können Sie alle fix, ohne große Vorkenntnisse und aus leckeren, frischen Zutaten zubereiten. Und was wirkt entspannender nach einem langen Tag als eine Kochsession?*

Die geheimen Dickmacher

- Der Geschmacksverstärker Glutamat im Essen verhindert das Sättigungsgefühl.

- Farb- und Geruchsstoffe in manchen Fertiggerichten lassen das Essen appetitlicher erscheinen und machen Appetit auf mehr.

- Die meisten Fast-Food-Mahlzeiten sind zu üppig portioniert, haben einen zu hohen Fett-, Salz- und Zuckergehalt und werden zu schnell gegessen, sodass sie schon im Bauch sind, bevor man überhaupt satt ist. Es bleibt Appetit auf noch mehr …

- Essen als Übersprungs- oder als Ersatzhandlung: Bei Frust, Langeweile und bei Stress dient Essen als sogenannte Übersprungshandlung, also eine nicht situationsgerechte Handlung – denn jetzt geht es ja nicht darum, den Hunger zu stillen, sondern mit einem unangenehmen Gefühl fertig zu werden. Manchmal dient Essen auch als Trostpflaster oder Ersatz für emotionale und persönliche Zuwendung.

- Nebenbei essen macht dick. Dazu gehört Essen vor dem Fernseher oder im Kino, mit einem Buch in der Hand, im Auto auf dem Weg zur Arbeit oder auf dem Parkplatz neben dem Drive-in-Schalter bei Fast-Food-Ketten.

Dickmacher No. 2: Zu wenig Bewegung

Der Mensch ist seit Urzeiten auf ein gewisses Maß an körperlicher Bewegung programmiert – und das Tag für Tag. Nur so kann er ein gesundes Immunsystem entwickeln, das ihn einerseits vor Krankheitserregern abschirmt, aber auch im Krankheitsfall dabei hilft, wieder gesund zu werden. Regelmäßige Bewegung sorgt dafür, dass Stoffwechsel und Verdauung rund laufen und nicht zuletzt für ein ausgeglichenes Seelenleben. Denn Bewegung sorgt für eine natürliche Stressabfuhr und hilft beispielsweise dabei, erhöhte Pegel an Stresshormonen wieder auf das Normalmaß zu bringen. Gesundheit wie Leistungsfähigkeit hängen neben einer ausgewogenen Ernährungsweise zu einem Großteil davon ab, ob der Mensch sich ausreichend bewegt. Nicht um sonst wird regelmäßiger Bewegung auch ein gewisses Maß an Heilkraft – insbesondere bei Herz-, Kreislauf- und Stoffwechselerkrankungen – zugeschrieben.

Auch das hängt mit unserem biologischen Erbe zusammen: Über Tausende von Generationen waren unsere Urahnen auf Bewegung angewiesen, um ihren Lebensunterhalt und den ihrer Sippe und damit ihr Überleben zu sichern. Sie mussten täglich lange Wegstrecken zurücklegen, jagen und kämpfen oder leisteten anderweitig körperliche Schwerstarbeit. Heute kommt ein normaler Erwachsener pro Tag gerade einmal auf 600 bis 700 Meter, die er zu Fuß zurücklegt. Auch die sesshaft gewordenen Menschen gingen als Ackerbauern viele Stunden am Tag körperlich anstrengenden Tätigkeiten nach. Vor zehn Menschheitsgenerationen etwa setzte dann die industrielle Revolution und damit die Mechanisierung von Arbeitsabläufen ein: Trotzdem waren die meisten Menschen bei der Arbeit in den Fabriken immer noch hohen körperlichen Anforderungen ausgesetzt; erst das sogenannte Computerzeitalter beschert seit ein bis zwei Generationen vielen Menschen einen Berufsalltag ohne nennenswerte körperliche Beanspruchung. Der Muskelapparat jedoch ist immer noch der gleiche! Das ist fatal: Wer seinen Tag hauptsächlich im Sitzen und im Stehen verbringt, legt sich lahm: Die Muskulatur lässt nach, wodurch der Körper immer weniger Fett verbrennt, der Stoffwechsel wird träge, die Zellen werden weniger mit Sauerstoff versorgt, Abbaustoffe verweilen länger im Körper und der Organismus speichert jede Kalorie, die er nicht verbrennt, in Form von Fett. Gleichzeitig machen Herz und Kreislauf, der Stoffwechsel und die Psyche schlapp.

Das wichtigste Stoffwechselorgan im Körper ist der Muskel. Die Muskeln sind für die Energiegewinnung und den Energieumsatz im Körper zuständig. Gesteuert und koordiniert wird das Ganze durch das Gehirn. Um nicht zu verkümmern, brauchen sie Beschäftigung in Form von Bewegung – und um optimal aufnahme- und verwertungsbereit für die mit jeder Mahlzeit geliefert Energie zu sein. Dabei dient jede Art der Bewegung – also auch ein kurzer Spaziergang oder spontane Alltagsaktivitäten wie Treppensteigen, Laubrechen oder Buddeln im Garten – der Fettverbrennung.

Dickmacher No. 3: Alles nur die Gene?

Ob man schnell an Gewicht zulegt oder eher langsam, ob das Fett eher an den Oberschenkeln oder am Po oder am Bauch landet, auch das hat jeder Mensch seinen Genen zu verdanken: Körperbau, Fettverteilung und Stoffwechselaktivität werden von Generation zu Generation vererbt. So haben übergewichtige Eltern oft auch dicke Kinder, schlanke Väter und Mütter dagegen in aller Regel schlanke Töchter und Söhne. Trotzdem ist ein Bauch keineswegs ein Schicksal. Ob man nun leichter zunimmt als sein Nachbar mag an Omas und Opas Erbgut liegen, was tagtäglich auf unseren Tellern landet, das entscheiden wir ganz allein.

Schließlich sind 50 Prozent des Übergewichts ernährungsbedingt, ein Drittel geht zulasten von zu wenig körperlicher Aktivität und der Rest sind wie gesagt die Gene. Nicht zu vergessen das gute Vorbild: In Sachen Lebensstil und Ernährungsgewohnheiten ahmen Kinder in der Regel das nach, was ihnen tagtäglich vorgelebt wird. Und wenn es anstatt Wasser zum Trinken nur quietschbunte Süßgetränke gibt, dann kauft sich ein durstiges Kind von seinem Taschengeld ebenfalls lieber eine Flasche Limo statt einer langweiligen Flasche Wasser. Natürlich sind besonders bei kleineren Kindern die Eltern für Aussehen und Körpergewicht ihrer Sprösslinge verantwortlich. Später kommen nach Angaben der Weltgesundheitsorganisation (WHO) Schule, der Einfluss Gleichaltriger und Werbebotschaften als prägende Faktoren hinzu. Diese sogenannten soziopsychologischen Faktoren sind entscheidend. Nur durch sie lässt sich erklären, warum in den letzten Jahren die Zahl der übergewichtigen Kinder so stark gestiegen ist.

Übergewicht ist immer die Folge einer Kombination verschiedener Faktoren. Wer dicke Großeltern und Eltern hat und gleichzeitig selbst immer zu viel und die falschen Nährstoffe zu sich nimmt, wird auch eher dick. Vererbung und ungünstige Ernährungsgewohnheiten gehen bei der Entstehung von Übergewicht immer Hand in Hand.

Dickmacher No. 4: Wie Stress hungrig macht

Ein weiterer – und weitgehend unterschätzter – Dickmacher ist der alltägliche Stress. Dabei unterscheidet man im täglichen Leben zwei Arten von Stress: Eustress (von griechisch »eu« oder gut – wie in Euphorie) und Disstress (von lateinisch »dis« oder schlecht – wie in Dissonanz). Je nachdem, wodurch Stress verursacht wird, sind die Folgen positiv oder negativ. Guter wie schlechter Stress entsteht durch verschiedene psychosoziale Faktoren: eine spannende Aufgabe oder ein anstrengender Beruf, die Freude auf anstehende Urlaubstage oder andauernde Sorgen, Ablenkung von Langeweile oder Unsicherheit, Förderung oder Überforderung, selbstbestimmtes oder fremdbestimmtes Handeln. Eustress motiviert und spornt an und sorgt dafür, dass einem nicht langweilig wird. Disstress wirkt lähmend und hemmend und sorgt für dauerhaft erhöhte Spiegel der Stresshormone Cortisol, Adrenalin und Noradrenalin.

Der Körper ist hellwach. Alle Reserven stehen zur Verfügung. Man hat die besten Voraussetzungen für Kampf oder Flucht. In dem Moment, in dem man sich in Bewegung setzt, werden die Stresshormone langsam wieder abgebaut. Das Dumme daran: Hört der Stress nicht auf – zum Beispiel durch unangenehme oder überfordernde Tätigkeiten – verbrauchen die Nervenzellen im Gehirn vor allem Eiweiß. Diese braucht der Körper zur Herstellung von Glückshormonen (zum Beispiel das »Gute Laune«-Hormon Serotonin) oder dem Belohnungsbotenstoff Dopamin. Es kommt zu Heißhungerattacken auf Eiweiß und Kohlenhydrate (Zucker und Stärke), um so schnell die Nerven zu beruhigen und die Serotoninmenge zu erhöhen. Auf diese Weise fühlt man sich kurzfristig wieder fit … und bekommt schon nach kurzer Zeit wieder Hunger auf mehr.

Stress ist immer eine wichtige Reaktion des Körpers, die unseren Urahnen dabei half, zu überleben, indem durch bestimmte biochemische

Reaktionen im Gehirn angesichts einer Gefahr (akuter Stress) eine Flucht- oder Kampfreaktion eingeleitet wurde. Auf diese Weise versuchte der Körper, einen Ausweg aus einer bedrohlichen Situation zu finden und den Stress zu bewältigen. Das tut er bis heute, auch wenn sich Stresssituationen heute ganz anders darstellen. Anstatt eines Säbelzahntigers drohen Termine, Erwartungen oder privater Ärger. Das Problem: Unter Dauerstress werden verschiedene Körpersysteme belastet. Es kommt zu Einschränkungen der Gedächtnisfunktion, zu Bluthochdruck, die Gefäße werden geschädigt, Muskelschmerzen in Rücken oder Nacken treten auf. Damit der Muskel überhaupt dazu fähig ist, dauerhaft angespannt zu sein, wird Energie aus gespeichertem Fett und Zucker hergestellt und die Tätigkeit anderer Organe vermindert, zum Beispiel die des Verdauungssystems. Die erhöhte Energiegewinnung steigert den Blutzucker- und den Cholesterinspiegel. Die verminderte Darmtätigkeit führt zu Verdauungsstörungen und Magen-Darm-Geschwüren. Zudem wird während der Stressreaktion das Immunsystem kurzfristig stärker aktiviert, dann aber in einen »Ruhezustand« heruntergefahren, der bedenklich ist. Genauso verhält es sich auch mit der Schmerzempfindlichkeit: Kurzfristig wird der Körper auf eventuelle Verletzungen vorbereitet, langfristig steigt jedoch das Schmerzempfinden.

Burnout macht Typ-2-Diabetes

Nicht nur Übergewicht bereitet den Weg für einen Typ-2-Diabetes. Offenbar zählt auch ein Burnout – eine chronische Erschöpfung – zu den Risikofaktoren. Wissenschaftler der Universität von Tel Aviv unter der Leitung vom Samuel Melemed stellten fest, dass das Risiko für Diabetes bei Personen mit Burnout beinahe doppelt so hoch war wie bei Berufstätigen mit einem guten Stressmanagement. Laut der im Jahr 2006 veröffentlichten Untersuchung liegt erhöhter Stress in einer vergleichbaren Größenordnung zu anderen Risikofaktoren wie Übergewicht, Rauchen und zu wenig Bewegung, betonte Melemed (Quelle: Psychosomatic Medicine 2006).

Die Schwächung des Immunsystems bringt mehrere Risikofaktoren mit sich. Die Infektanfälligkeit steigt und gleichzeitig hemmt das Cortisol wichtige Entzündungsreaktionen im Körper, die zur Gesundung erforderlich sind (zum Beispiel Fieber). Das hat zur Folge, dass man unter Dauerstress leichter krank werden kann, die Krankheit jedoch nie richtig ausbricht und ungewöhnlich lange andauert. Auch im Verhalten zeigt Dauerstress seine Wirkungen: »Gestresste« Menschen neigen zu Risikoverhalten, das die Gesundheit schädigt. Um Anspannung und Nervosität abzubauen, greifen sie nicht selten zu Alkohol, Zigaretten und Beruhigungsmitteln (Schlafmittel) – da unter Dauerstress auch der Schlaf ausbleibt. Wenn Stress dann noch mit Zeitdruck einhergeht, bleibt weder Zeit für regelmäßige, ausgewogene Mahlzeiten noch die Möglichkeit, die Belastung durch Bewegung oder Entspannung abzubauen.

Wer permanent unter Druck steht, entwickelt mitunter verheerende Essgewohnheiten. Ein Übermaß an Cortisol stört zudem die Körperwahrnehmung beim Essen. Es stellten sich kein natürliches Sättigungsgefühl und Entspannung mehr ein, was dazu führt, dass man noch mehr futtert. Hinzu kommt, dass das Nahrungsfett bei Stress im Körper auch anders verwertet wird und hartnäckig im Bauch bleibt. US-Forscher der University of Georgetown in Washington D.C. identifizierten laut einem Bericht im Fachmagazin Nature Medicine im Juli 2007 in diesem Zusammenhang einen Botenstoff im Gehirn, der bei Stress vermehrt freigesetzt wird: der Neurotransmitter Y2R.

Eine Untersuchung an der London Medical School zeigte, dass eine ständige emotionale Belastung häufig dazu führt, dass Menschen um die Körpermitte zulegen. Dazu wurden über 10.000 Männer und Frauen im Alter zwischen 35 und 55 über 19 Jahre hinweg von einem Team um Studienleiter Eric J. Brunner beobachtet. Ergebnis: Wer gestresst ist, hat eine um 60 Prozent höhere Wahrscheinlichkeit, stoffwechselaktives Fett am Bauch anzusetzen.

Quelle: Prospective effect of job strain on general and central obesity in the Whitehall II study. American Journal of Epidemiology (165), 828-837 (2007)

Dickmacher No. 5: Zu wenig Schlaf

Doch das moderne Leben birgt noch weitere massive Gesundheitsrisiken, die sich potenzieren, da sie wie beim Thema Dauerstress immer noch den Faktor Übergewicht im Schlepptau haben. Weitgehend unterschätzt wurde jahrelang der Schlaf als Gesundheits- oder eben Risikofaktor. Der moderne Mensch schläft heute weniger als jemals zuvor in seiner Entwicklungsgeschichte. Studien aus den USA und Europa zeigten, dass die durchschnittliche nächtliche Schlafdauer zu Beginn des 20. Jahrhunderts bei etwa neun Stunden pro Nacht lag. Heute liegt sie im Durchschnitt bei etwa sieben Stunden. Natürlich gibt es berühmte Kurzschläfer wie Napoleon oder den Erfinder der Glühbirne Isaac Newton (warum hätte er diese sonst erfinden sollen?). Nun geht es beim Schlaf nicht nur um die Quantität, sondern in erster Linie um die Qualität: Je tiefer der Nachtschlaf bzw. die Tiefschlafphasen ausfallen, desto mehr entspannt sich der Mensch, baut seinen Tagesstress ab, organisiert seine Gehirnfunktionen und sorgt für die optimale Regeneration seiner Körperfunktionen. Verantwortlich dafür ist die Ausschüttung eines Hormons, das nachts seinen Höhepunkt erreicht: Das Wachstumshormon (HGH) unterstützt die Neubildung von Eiweißstrukturen in den Körperzellen und damit alle Reparaturarbeiten im Körper. Es bremst die Fettsynthese und kurbelt zugleich den Fettabbau am Bauchraum an. Lauter gute Nachrichten. Das Problem: Ist der Schlaf gestört durch Schnarchen, Lärm, Licht, Stress, zu üppige Abendmahlzeiten und dergleichen, dann kommt es zu einem Mangel an diesem Hormon und der Fettnachschub aus der Nahrung strömt ungehindert in die Fettdepots – und macht nachts dick.

Das Ergebnis einer neueren Studie aus dem Department of Psychiatry des Penn State College of Medicine (Hershey, USA) zeigte, dass bei den Teilnehmern die Nahrungsaufnahme und die damit verbundene Energiezufuhr durch Schlafmangel nur dann anstieg, wenn sie auf negative emotionale Belastungen zurückzuführen war. Eine andere Untersuchung der Columbia-University in New York vom März 2011 untersuchte ebenfalls die Auswirkungen von Schlafmangel auf das Essverhalten und die Energieaufnahme. Die Teilnehmer durften dabei in einer Woche immer nur jeweils vier Stunden pro Nacht schlafen und erhielten Mahlzeiten, die genau auf ihren früheren Bedarf, als sie normal schliefen, zugeschnitten waren.

Hatten die Probanden während der Phase des Schlafentzugs freie Nahrungsmittelauswahl, so nahmen sie 296 Kilokalorien mehr zu sich als an ausgeschlafenen Tagen. Infolge der Müdigkeit bevorzugten sie Eiscreme und Fast Food. Bei den teilnehmenden Frauen war dieses Verhalten besonders ausgeprägt. Schlafmangel provoziert also offenbar mehr zu essen, was auf Dauer zu einer schnellen und vor allem stetigen Gewichtszunahme führt.

Dickmacher »Erfrischungsgetränke«

Soft- und Longdrinks sind neben Haushaltszucker, Weißmehl und Fruchtgetränke die Dickmacher schlechthin. Und auch beim abendlichen Schlummertrunk gilt es, zurückhaltend zu sein. Wer sich zwei Flaschen Bier oder eine halbe Flasche Wein genehmigt, verringert seine Chancen auf eine erfolgreiche Gewichtsabnahme. Außerdem fallen Hungerschranken, da durch den Anstieg des Hormons Insulin (siehe Seite 25) infolge des Alkoholgenusses auch der Appetit groß wird: So fällt der Griff nach dem zweiten Glas leichter, und man bekommt Lust auf Chips, Erdnüsse oder Schokolade. Sind alle Dämme gebrochen, nimmt man während des abendlichen Spielfilms locker 500 bis 1.000 Kalorien mehr zu sich.

Dickmacher No. 6: Der Diätwahnsinn

Schlank zu sein, das steht in unserer Gesellschaft – in der so viele Faktoren auf Dickwerden polen – für jung, dynamisch und erfolgreich. Entsprechend groß ist das Angebot von Diäten und Wundermitteln, die mit dem garantierten Versprechen werben, diesem Wunschbild wahlweise in fünf Tagen oder für besonders Geduldige in drei Wochen ein Stück näher zu kommen. Bei den meisten Diäten handelt es sich, wie Untersuchungen belegen, allerdings schlicht um verschiedene Formen der Fehlernährung, entweder durch eine stark einseitige Nährstoffverteilung (zum Beispiel fettbetonte Diäten mit Verbot von Kohlenhydraten, wie die Atkins-Diät in Phase 1 und 2) oder durch eine einseitige Lebensmittelauswahl (zum Beispiel Reis-, Eier- oder Ananasdiät). Alle Reduktionsdiäten wirken in den ersten Monaten, zeigen sich aber für eine langfristige Gewichtsabnahme ungeeignet. Zwar ist der Gewichtsverlust meist um so beeindruckender, je krasser die Kalorieneinschränkung. Doch um so öfter sind diese Diäten zum Scheitern verurteilt, weil sie kaum durchzuhalten sind. Ist der Eiweißanteil niedrig, wie bei den häufig propagierten fettarmen kohlenhydratbetonten Diäten, so geht dabei außerdem übermäßig viel körpereigenes Eiweiß verloren. Das sind wertvolle Ressourcen, aber der Körper muss im Zuge solcher Diäten die Muskeln abbauen, um Aminosäuren für seine Stoffwechselaktivitäten zur Verfügung zu haben, wenn zu wenige in der Nahrung stecken.

Nur: Den Unterschied, ob man gerade Fett oder Muskelmasse abgebaut hat, den kann eine normale Waage nicht bemerken. Das Dumme daran: Muskelzellen verbrauchen selbst in Ruhe viel mehr Kalorien als Fettzellen. Wenn man also viele Muskeln abbaut, sinkt auch der Kalorienverbrauch in Ruhe. Das ist der sogenannte Grundumsatz – der Energieverbrauch, der die Grundversorgung aller Organe sichert. Gerade beim Abnehmen ist er das sprichwörtliche Zünglein an der Waage. Nicht zuletzt verliert man anfangs auch immer Körperwasser, was ja ebenfalls nicht das Ziel einer Schlankheitstherapie sein kann.

Jo-Jo-Effekt nennt man die unerwünschte und besonders schnelle Gewichtszunahme nach einer Reduktionsdiät. Diätprofis kennen das Phänomen, dass sich das Gewicht danach wie ein Jo-Jo auf und ab bewegt, wobei das aktuelle Gewicht oft höher ist als das vor der Diät. Der Jo-Jo-Effekt kommt hauptsächlich dadurch zustande, dass der leichtere Körper nach der Diät weniger Energie braucht als vorher, da die geringere Körpermasse nun zum Erhalt weniger Energie benötigt. Besonders krass ist die Minderung des Grundumsatzes, wenn man viel Muskelgewebe abgebaut hat. Und schließlich schaltet der Körper auch noch eine Art Sparprogramm ein, wenn er längere Zeit auf kalorienarme Kost gesetzt wird. Der Körper wehrt sich gegen das Verhungern, und das Sparprogramm soll helfen, möglichst lange die »Hungersnot« zu überleben.

Langfristig und gesund abnehmen

Ein gesundes Wohlfühlgewicht zu erreichen ist keine Sache von ein paar Tagen oder Wochen. Es ist ein lebenslanges Projekt. Und warum auch nicht? Schließlich geht es um nichts weniger als um Sie selbst und Ihr Wohlbefinden. Einen Langzeiterfolg, das heißt der möglichst lange Erhalt der Gewichtsreduktion, verspricht am ehesten, wie die berühmte DIOGENES-Studie mit vielen Hundert Teilnehmern aus mehreren Ländern belegt hat, eine Kost mit niedriger glykämischer Last (siehe Seite 40) und hohem Eiweißanteil. Anstrengende körperliche Aktivität hilft zwar weniger gut beim Abnehmen, aber sehr wohl dabei, die schlankere Linie zu erhalten. Das heißt: Zuerst die Ernährung umstellen, dann mehr bewegen. Sehr wichtig für eine dauerhafte Gewichtsabnahme und ein starkes Immunsystem sind auch weniger Stress und ausreichend Schlaf.

Je besser Sie sich trotz gesenkter Kalorienaufnahme sättigen und je besser diese Reduktionskost Ihnen schmeckt, desto größere Chancen haben Sie, langfristig bei einer bestimmten Ernährungsweise zu bleiben. Eine schnelle radikale Gewichtsabnahme durch eine strenge Diät ist völlig kontraproduktiv! Sättigen Sie sich lieber clever und nehmen Sie langsam ab. Und je länger Sie den gesünderen Ernährungs- und Lebensstil beibehalten, desto bessere Chancen haben Sie, Ihr Gewicht auch zu halten. Überflüssige, abgeschmolzene Pfunde bleiben nur weg, wenn Sie Ihre Ernährungsweise langfristig auf die Kost umstellen, mit der sie auch erfolgreich abgenommen haben. Und das ist nur möglich, wenn Sie sich dabei gut fühlen, wenn das Essen schmeckt und Sie Ihr erreichtes Wunschgewicht auf diese Weise auch langfristig halten können.

In diesem Buch stellen wir Ihnen die Ernährungsweise nach LOGI vor: Sie ist geeignet für alle gesunden Menschen, die wieder besser in Form kommen und sich besser fühlen möchten. Aber vor allem ist sie für Menschen mit Übergewicht, Insulinresistenz, metabolischem Syndrom (siehe Seite 28) und Typ-2-Diabetes gedacht. Mit LOGI können Stoffwechselstörungen drastisch gebessert oder sogar beseitigt werden, selbst wenn man gar nichts dabei abnimmt.

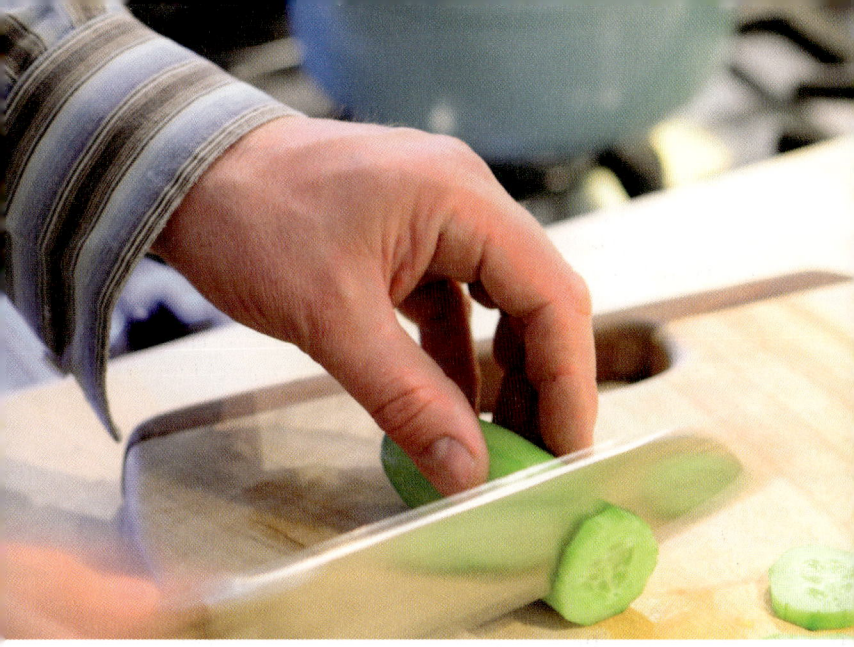

LOGI ist also in erster Linie eine Stoffwechseldiät und stimmt inhaltlich weitgehend mit den kürzlich erschienenen Ernährungsrichtlinien des »Joslin Diabetes Center« an der Harvard-Universität, der weltweit einflussreichsten Diabetes-Forschungsinstitution, überein. Die Erfahrungen aus den letzten zwölf Jahren haben eindrucksvoll gezeigt, dass die meisten Menschen damit (auch) sehr gut und dauerhaft abnehmen können.

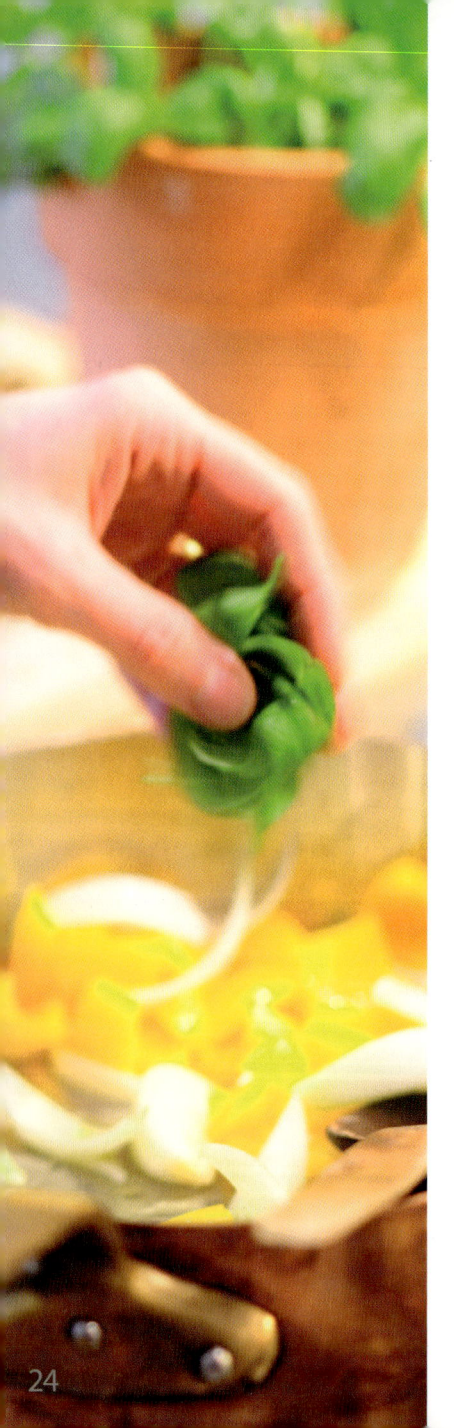

Gewichtige Folgen

Dickmacherhormon Insulin

Was passiert eigentlich beim Essen? Man nimmt Energie und lebensnotwendige Nähr- und Vitalstoffe wie Vitamine und Mineralstoffe, aber auch essenzielle Eiweißbausteine (Aminosäuren) und Fettsäuren sowie sekundäre Pflanzenstoff aus Gemüse und Obst auf. Sie alle sind wichtig, damit im Zellstoffwechsel alles rund läuft und wir gesund und leistungsfähig bleiben. Typisch für die »moderne« Ernährungsweise ist ein geringerer Anteil Ballaststoffe (zum Beispiel aus Gemüse, Obst und Vollkornprodukten), die wichtig für die Darmgesundheit sind, und Eiweiß (zum Beispiel aus Hülsenfrüchten, Nüssen, Eiern, Milch und Fleisch) und Fett (zum Beispiel aus Fisch und Pflanzenölen). Dafür isst der moderne Mensch heute viel mehr Kohlenhydrate.

Nach jeder Mahlzeit produziert die Bauchspeicheldrüse (Pankreas) Verdauungssäfte und bestimmte Hormone, vor allem das lebensnotwendige Insulin, das den Zucker aus dem Blut in unsere Körperzellen strömen lässt und damit die Blutzuckerkonzentration senkt. Der Gegenspieler ist das Hormon Glukagon, das bei zu niedriger Blutzuckerkonzentration und drohender Mangelversorgung des Hirns dafür sorgt, dass die Leber etwas von dem dort gespeicherten Zucker wieder in die Blutbahn bringt. Dem Insulin kommt innerhalb des Zuckerstoffwechsels eine Schlüsselstellung zu. Denn das Hormon befördert alle im Blut anflutenden Nährstoffe, also neben Kohlenhydraten auch Eiweiß und Fette, in die Muskelzellen. Zu diesem Zweck dockt Insulin an bestimmten Aufnahmestellen (Rezeptoren) an der Außenhaut der Zellen an. Es öffnet hier die Zellen und veranlasst die Aussendung von Transportern, die die Nährstoffe in die Zelle schleusen. Diese werden hier als Bausteine für neue Zellstrukturen verwertet oder in den Zellkraftwerken (Mitochondrien) verbrannt, um Energie für geistige oder körperliche Tätigkeiten zu gewinnen.

Wie Insulin arbeitet

Ist die Zuckerkonzentration nach einer Mahlzeit im Blut hoch, fühlt man sich satt. Sinkt sie übermäßig ab, stellt sich umgehend Hunger ein. Je schneller nun Zucker ins Blut gelangt, zum Beispiel nach dem Genuss von Limo, Apfelsaft oder von süßem Obst, desto schneller und stärker steigt der Glukosespiegel im Blut an. Die Insulinreaktion fällt infolgedessen entsprechend stark aus, denn die Aufgabe des Schlüsselhormons besteht ja darin, alle Nährstoffe für potenzielle Not- und Hungerzeiten in die Speicher zu überführen. Vom Insulin wird Zucker in die Muskel- und Leberzelle gebracht, Fett in die Fettzelle und Aminosäuren in die Muskelzelle. Was von dem Zucker nicht mehr in die Zuckerspeicher hineinpasst wird in die dehnbaren Fettzellen (Adipozyten) im Gewebe an Po und Oberschenkeln oder im Bauch eingeschleust und dort in Fett umgewandelt und in dieser Form abgelagert. Wenn der Blutzuckerspiegel schnell und übermäßig absackt, ist die Folge Heißhunger auf mehr: Man isst und isst und isst. Die Bauchspeicheldrüse arbeitet dabei auf Hochtouren. Es ist diesem Mechanismus und dem Hormon Insulin zu verdanken, dass der Mensch vor Urzeiten auch längere Hungerzeiten überstand. Heute gilt: Wer in der Frühzeit Hungerzeiten besonders gut überlebte, wird aufgrund dieses Überlebensmechanismus heute leichter dick!

Wie eine Insulinresistenz entsteht

Bei einer zu kohlenhydratreichen Ernährung über einen längeren Zeitraum – wie sie heute schon für Kinder üblich ist – kann das Insulingleichgewicht komplett aus dem Ruder laufen. Der häufigste Störfaktor dabei ist eine zu große Fettanlagerung in den Körperzellen. Diese geben infolgedessen ständig Gewebshormone ab, die die Wirkung des Insulins behindern. Wenn die Muskeln nun kaum beansprucht werden, dann tritt dieser »Systemfehler« noch häufiger auf. Dann versagt das Insulin immer öfter beim Versuch, Zucker in die Zellen zu schleusen: Sie sind insulinresistent. Neben einer Verfettung der Zellen und Bewegungsmangel können weitere Faktoren die Insulinwirkung behindern. Dazu gehören zu wenig Sonnenlicht und infolgedessen Vitamin-D-Mangel, Rauchen, (Dis-)Stress und zu wenig oder gestörter Schlaf. Je mehr der Mensch an Belastungen verkraften muss, desto weniger reagieren seine Körperzellen auf das Insulin. Die Bauchspeicheldrüse produziert nun mehr und mehr von dem Schlüsselhormon und schwemmt es ins Blut, um den Blutzuckerspiegel nach dem Essen zu senken. Und solange noch massenhaft Insulin zur Verfügung steht, landet der Zucker tatsächlich immer noch in den Zellen. Auf Dauer geht ein solcher Zustand, den man fachsprachlich Hyperinsulinämie nennt, nicht gut. Zum einen hemmt er die Fettverbrennung und steigert die Fetteinlagerung in Fett- und Muskelgewebe sowie in der Leber. Und: Nach jahrelangem Kohlenhydratstress stellt die Bauchspeicheldrüse die Insulinproduktion langsam ein. Dann bleibt der Zucker im Blut, und der davon Betroffene ist zuckerkrank. Sowohl ein Zuviel als auch ein Zuwenig an Insulin in Kombination mit einer Insulinresistenz beeinträchtigen die Gesundheit auf Dauer sehr und sind ein starker Motor für Entzündungen und Atherosklerose.

Risikofaktor Bauchfett

Eine Gewichts- und Fettzunahme kann an ganz unterschiedlichen Körperstellen stattfinden. Grundsätzlich unterscheidet man zwei Typen. Die einen – meistens Frauen – beklagen einen dicken Po und kräftige Oberschenkel, haben dafür aber eine schmale Taille. Bei den anderen kugelt der Wohlstandsbauch über den Gürtel, dafür sind Beine und Po vergleichsweise schmal. Wieder andere sind einfach schlank, ohne sich groß dafür anstrengen zu müssen – eine Seltenheit. Fett ist dabei nie gleich Fett. Je nach Körperstelle, an der es sich ansammelt, birgt es unterschiedliche Gesundheitsrisiken. Wie sich das Körperfett verteilt, ist teils erblich bedingt, hängt aber vor allem vom persönlichen Lebensstil ab. Die für viele Frauen typische, sogenannte periphere Fettansammlung (Birnenform) stört die meisten in erster Linie unter kosmetischen Gesichtspunkten, denn Gefahren bergen dieses Fettverteilungsmuster nicht. Auch bei sehr rundlichen Damen ohne Bauch treten Stoffwechselstörungen und Gefäßveränderungen nicht häufiger auf. Beim androiden oder Apfeltyp hingegen landet das Fett im Bauchinneren. Dies trifft vor allem Männer. Auch Frauen können bei erblicher Veranlagung auch zu dieser Fettverteilung neigen: Die meisten legen in und nach den Wechseljahren ebenfalls am Bauch zu. Das Fettverteilungsmuster ist der deutlichste Hinweis auf ein eventuelles Gesundheitsrisiko. Bauchfettzellen sind extrem stoffwechselaktiv, weshalb das Bauchfett auch das größte hormonell aktive (endokrine) Organ ist. Je nachdem, wie viele Fettzellen im Bauch gespeichert sind, gibt es verschiedene Botenstoffe und Hormone in den Körperkreislauf ab. Auf der Oberfläche der Fettzellen (Adipozyten) gibt es zudem viele Andockstellen für Botenstoffe. Hormone wie Cortison, Stresshormone wie die Katecholamine oder Blutdruckregulatoren wie Angiotensin programmieren die Fettzellen an diesen Positionen mit ihren (negativen) Signalen. Je mehr von diesen Hormonen im Körper kursieren, desto größer ist die Gefahr von entzündlichen Prozessen. Das normalerweise fein ausbalancierte Hormonsystem des Körpers wird durch das Bauchfett und seine Störhormone nachhaltig in Unordnung gebracht.

Metabolisches Syndrom

Unter dem Begriff »metabolisches Syndrom« versteht man ein Krankheitsbild aus verschiedenen ungünstigen Stoffwechselveränderungen. Dazu gehören:

- Bauchfett
- Bluthochdruck (führt zu Herz- und Nierenfunktionsstörungen)
- Fettstoffwechselstörung (führt zu einer Fettleber)

Wann ist dick zu dick?

Nicht jedes Fettpolster am Körper macht krank. Doch ein bauchbetontes Übergewicht, das über einen längeren Zeitraum besteht, ist Wegbereiter für zahlreiche Krankheiten. Erste Beschwerden zeigen sich schon beim Bücken und Schuhe zubinden sowie beim Treppensteigen, wenn einen das Übergewicht aus der Puste geraten lässt. Hinzu kommt eine verstärkte Neigung zum Schwitzen, Kreuz- und Gelenkschmerzen, aber auch nächtliches Schnarchen und ein gestörter Schlaf. Diese relativ harmlosen Symptome verstärken sich mit der Zeit, schränken die Lebensqualität erheblich ein und beeinträchtigen die Funktionen des Immunsystems. Weit gefährlicher hingegen sind dann die Begleit- und Folgeerkrankungen, die sich schleichend über Jahre oder Jahrzehnte entwickeln. Mittlerweile haben Mediziner eine Reihe chronischer Erkrankungen und Störungen identifiziert, die allein durch Übergewicht, ungünstige Ernährungsgewohnheiten und zu wenig Bewegung ausgelöst oder verschlimmert werden.

Hinzu kommt die psychische Dimension des Übergewichts: »Dicke sind gemütlich und gutmütig, Dicke sind faul und antriebsschwach ...« Dicksein ist nicht nur mit jeder Menge Klischees behaftet, die den

Betroffenen wehtun, es macht auch depressiv und vermindert das Selbstwertgefühl; und Dicke werden von anderen weniger anerkannt als Schlanke. Das mag ungerecht und oberflächlich sein, entspricht aber unseren gesellschaftlichen Normen. Wer dick ist, tut sich schwer beim Kleiderkauf, er findet im Vergleich zu Normalgewichtigen weniger leicht einen Partner oder auch eine Ausbildungsstelle. Zudem verdienen Dicke statistisch gesehen weniger, werden weniger respektiert und sind nicht selten die Zielscheibe von dummen Witzen und grausamen Mobbingattacken. Übergewicht hat in jeder Hinsicht viele Facetten. Das Gesundheitsrisiko ist nur eine davon. Und das Einzige, was wirklich dagegen hilft, ist eine nachhaltige Gewichtsreduktion: Wer seine Fettpolster am Bauch reduziert, wird (wieder) selbstsicherer und fühlt sich besser. Diese positiven Auswirkungen einer Gewichtsabnahme auf Leistungsfähigkeit und Lebensqualität konnte Dr. Ichiro Kawatchi von der Harvard Medical School of Public Health in Boston schon 1999 in einer Studie nachweisen (JAMA, 282, 1999, 2136).

Wer aufgrund seines Übergewichtes besonders leidet, dem empfiehlt sich auch eine professionelle Beratung durch einen Ernährungsberater oder einen Personal Trainer. Schnelle Hilfe findet man auch bei Online-Selbsthilfegruppen wie zum Beispiel dem Adipositasverband-International.

Richtig messen und wiegen
Früher wurde das Normalgewicht nach dem sogenannten Broca-Index berechnet. Ausgehend von der Körpergröße in Zentimetern definierte man das Normalgewicht in Kilogramm nach folgender Formel: »Ziehen Sie 100 von Ihrer Körpergröße in Zentimetern ab, dann erhalten Sie das Normalgewicht in Kilogramm.«

Beispiel: »176 Zentimeter minus 100 = 76 Kilogramm Normalgewicht.« Der Broca-Index erlaubt eine grobe Einschätzung und trifft für Menschen von mittleren Körpergrößen am besten zu. Der Vorteil an der Berechnung nach Broca liegt darin, dass man zumindest überschlagsweise zu einem Ergebnis kommt. Dann galt lange Zeit der Body-Mass-Index (BMI) als Richtschnur für mögliche Gesundheitsrisiken durch Übergewicht. Der BMI berechnet sich aus dem Körpergewicht, das durch das Quadrat der Körpergröße in Metern geteilt wird.

Formel: Körpergewicht (kg) geteilt durch Körpergröße (m) im Quadrat.

Beispiele:
- Mann: 80 kg ÷ (1,80 m × 1,80 m) = 24,69 BMI
- Mann: 95 kg ÷ (1,75 m × 1,75 m) = 31,02 BMI
- Frau: 70 kg ÷ (1,70 m × 1,70 m) = 24,22 BMI
- Frau: 87 kg ÷ (1,70 m × 1,70 m) = 30,10 BMI

Die Weltgesundheitsorganisation (WHO) legte zur Klassifizierung des Körpergewichts eine übersichtliche Tabelle vor, die schnell zeigt, in welcher Gewichtsklasse man sich befindet. Im Allgemeinen gilt ein BMI-Wert von 18,5 bis 24,9 als »normal«. Ist dieser Wert geringer, gilt man als untergewichtig. Während man mit einem BMI-Wert ab 25 als übergewichtig eingestuft wird, schrillen bei Werten ab 30 die Alarmglocken. Hierbei sprechen Fachleute von extremem Übergewicht (Fettleibigkeit oder Adipositas).

Allerdings: Am BMI kann man sich nur sehr grob orientieren, wenn es darum geht, eventuelle Gesundheitsrisiken auszuschließen. Durch die Formel »Gewicht : Größe im Quadrat« wird nichts darüber ausgesagt, ob ein hoher BMI durch Muskelmasse hervorgerufen wird oder durch Fett. Aufschluss über die Verteilung von Muskeln und Fett gibt nur eine Bioimpedanzmessung, die in manchen Arztpraxen oder Fitnessstudios durchgeführt wird. Bei mäßigem Übergewicht tut es auch eine Körperfettwaage.

Trotzdem hat der BMI nicht komplett ausgedient: Er dient als Maß für die Gesamtgröße der Fettspeicher, genauer definiert wird ein Risiko jedoch durch den Taillenumfang.

Bauchumfang sagt mehr als BMI
Schon seit einigen Jahren wissen Forscher, dass der Bauchumfang hinsichtlich eines möglichen Gesundheitsrisikos entscheidend ist. Vor Kurzem haben sich WHO und alle wichtigen Fachgesellschaften einen einheitlichen Grenzwert befürwortet: Demnach sollen (Kaukasier) weiße Frauen höchstens 80 Zentimeter Bauchumfang haben und Männer nicht mehr als 94 Zentimeter. Denn selbst wer einen einigermaßen akzeptablen BMI hat, besitzt möglicherweise viel von dem gefährlichen Fett im Bauchraum. Äußerlich schlanke Menschen können beträchtliche Anteile an sogenanntem viszeralem Fett haben, denn das gefährliche Gewebe lagert sich zuerst zwischen den inneren

Organen ab, bevor es äußerlich sichtbar wird. Deshalb bringt es auch nichts, wenn man sich Bauchfett absaugen lässt: Das viszerale Fett lagert sich rund um die inneren Organe im Bauchraum an. Ein Chirurg kommt im Normalfall nur an das – weitgehend unschädliche – Unterhautfettgewebe heran. Nur in Sonderfällen wird das Fett im Bauchinnenraum entfernt.

So messen Sie Ihren Bauchumfang
Um den richtigen Wert Ihres Bauchumfangs zu messen, müssen Sie an einiges denken. Wenn Sie einfach nur ein Maßband nehmen und um den Bauch schlingen, dann können Sie täglich neue Zahlen ermitteln. Hier lesen Sie, wie es richtig geht:

1. Wann misst man?
- am Morgen
- vor dem Frühstück
- im Badezimmer vor dem Spiegel, um gerade zu stehen
- unbekleidet

2. Wo misst man?
- Auf dem oberen Rand des Beckenkamms. Das ist häufig (aber nicht immer) auf Bauchnabelhöhe.

3. Zuerst ziehen Sie den Bauch ganz stark ein und messen.

4. Dann strecken Sie den Bauch ganz hinaus und messen.

5. Dann entspannen Sie sich und messen den Bauchumfang
- in Mittellage. Das ist der wichtigste Wert!
- Die Zielwerte gelten für diesen Wert. Notieren Sie sich aber auch die beiden anderen Werte. Oft kommt es vor, dass die Differenz zwischen Ausatmen und Einatmen größer ist. Das ist ein erstes Zeichen, dass Sie auf dem richtigen Weg sind. Oft verändert sich der Gesamtbauchumfang nach einer Ernährungsumstellung längerer Zeit nicht. Und plötzlich geht es relativ schnell.

6. Markieren Sie mit einem roten Filzstift den Bauchumfang in Mittellage und machen Sie innen am Band einen Strich.

7. Zeichnen Sie Ihren Zielwert mit einem grünen Strich außen auf dem Maßband ein.

Das kann die Messung beeinflussen

- Der Bauchumfang verändert sich im Laufe des Tages gewaltig. Sie können innerhalb von nur wenigen Stunden ein bis vier Zentimeter mehr messen.

- Der Bauchumfang nimmt immer zu, wenn Sie gerade gegessen haben. Falls Sie stark blähende Nahrungsmittel zu sich genommen haben, wie zum Beispiel Erbsen, Linsen oder Kohl, kann sich der Bauchumfang durchaus noch vergrößern. Bei diesen Lebensmitteln dauert es allerdings eine gewisse Zeit, bis dieser zusätzliche Erweiterungseffekt eintritt.

- Auch wenn Sie Ihre Periode haben, kann sich der Bauchumfang etwas erhöhen und variiert von Beginn der blutungsfreien Zeit um ein bis drei Zentimeter.

- Wenn Sie unter einer Milchzuckerunverträglichkeit oder unter Fruktoseunverträglichkeit leiden, dann kann der Bauchumfang kurzfristig um einiges zunehmen, wenn Sie Lebensmittel mit Spuren von Laktose oder Fruktose zu sich genommen haben.

Liegt Ihr Bauchumfang – richtig gemessen – über dem Normalmaß (> 94 cm bzw. 80 cm) und Sie möchten Ihren Gesundheitszustand oder ein eventuelles Gesundheitsrisiko medizinisch abklären lassen, sollten Sie von Ihrem Arzt über ein Blutbild die folgenden Parameter prüfen lassen. Die Blutentnahme sollte morgens und nüchtern erfolgen. Die Leistung wird von den meisten gesetzlichen Krankenkassen getragen:

- HDL-Cholesterin, wenn erniedrigt ❱ metabolisches Syndrom
- Triglyzeride (Blutfette), wenn erhöht ❱ metabolisches Syndrom
- Nüchternblutzucker, gegebenenfalls auch Blutdruckbestimmung, wenn über 130:85 mmHG ❱ Gefäßrisiko
- Wenn drei von fünf Kriterien eintreffen, ist das metabolische Syndrom diagnostiziert!

Aber auch weitere Parameter sind von Interesse. Beim Cholesterinspiegel ist es weniger der Gesamtcholesterinspiegel als vielmehr die Höhe von LDL-Cholesterin und HDL-Cholesterin bzw. das Verhältnis der beiden zueinander.

- Ist der LDL-/HDL-Quotient erhöht ▸ Gefäßrisiko
- im Rahmen des Zuckerbelastungstests (oraler Glukose-Toleranz-test/oGTT), wenn erhöht ▸ Diabetesrisiko
- Insulinspiegel, wenn erhöht ▸ Gefäßrisiko
- sensitives C-reaktives Protein (sCRP), wenn erhöht ▸ Gefäßrisiko
- Mikroalbumin im Urin, wenn erhöht ▸ Nierenschaden, Gefäßrisiko
- Lipoprotein (a), wenn erhöht ▸ genetisch erhöhtes Gefäßrisiko
- Homocystein, wenn erhöht ▸ Gefäß-, Gehirnerkrankungs- und Osteoporoserisiko
- Adiponectin, wenn erniedrigt ▸ Stoffwechsel- und Gefäßrisiko
- Proinsulin, wenn erhöht ▸ Diabetesrisiko, metabolisches Syndrom
- TSH (Überprüfen der Hormone, die an der Schilddrüsenfunktion beteiligt sind), wenn erhöht ▸ primäre Schilddrüsenunterfunktion, sekundäre Schilddrüsenüberfunktion
- wenn erniedrigt ▸ primäre Schilddrüsenüberfunktion, sekundäre Schilddrüsenunterfunktion

Welche weiteren Diagnoseverfahren sinnvoll sind

Insbesondere bei einem familiären Risiko für Herz-Kreislauf- oder Stoffwechselerkrankungen und bei einem größeren Bauchumfang sollten Sie einige einfache Messverfahren durch Ihren Arzt durchführen lassen, um zu wissen, ob Sie auf der sicheren Seite sind. Die folgenden Verfahren weisen auf bestimmte Gesundheitsrisiken hin:

- Intima media (Halsschlagader-Check mit Ultraschall), wenn verdickt ▸ Gefäß- und Stoffwechselrisiko (Herzinfarkt, Schlaganfall, Nierenschaden)
- Belastungs-EKG ▸ Infos über Fitness, Blutdruck, Herzfrequenz in Ruhe und nach Belastung
- Bioimpedanzmessung ▸ präzise Information über Muskel- und Fettverteilung (Körperzusammensetzung)
- Hauptschlagader-Check (Ultraschall) ▸ Früherkennung von Bauchschlagadererweiterung (Aorta), Früherkennung eines Bauchaortenaneurysmas
- Blutdruckquotient (Unterarm, Oberschenkel), wenn zu niedrig (< 0,9) im Bereich der unteren Körperhälfte ▸ Hinweis auf Gefäßerkrankung

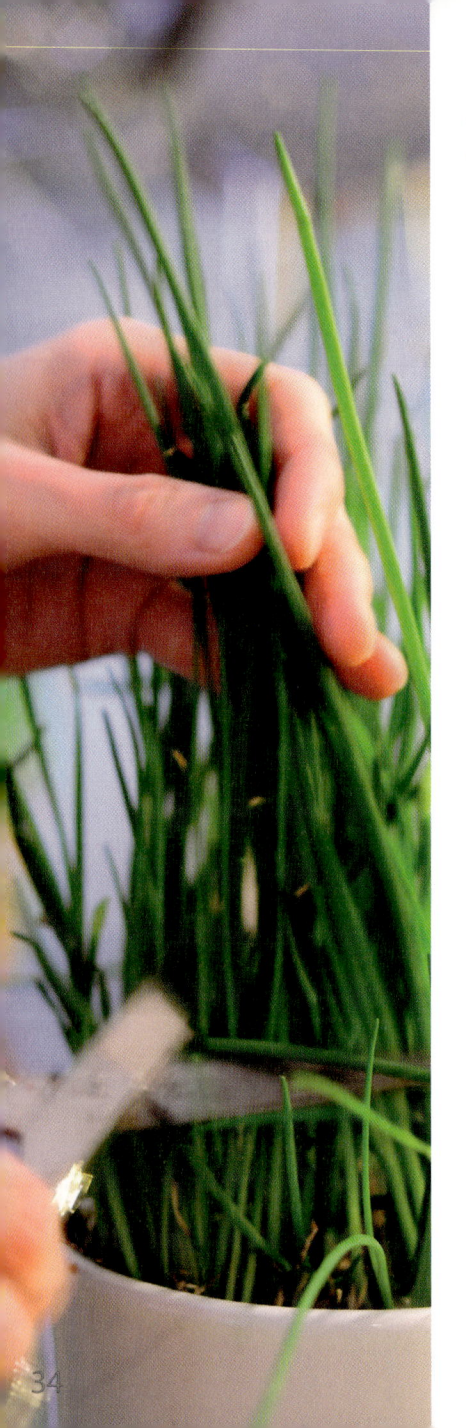

So läuft es mit LOGI

Gesund und schlank mit der LOGI-Methode

Ende der 90er-Jahre des vergangenen Jahrhunderts entwickelten Kinderärzte der Medizinischen Fakultät der Harvard-Universität (Boston, USA), der weltweit einflussreichsten Forschungsinstitution in Sachen Gesundheit, auf der Grundlage neuester wissenschaftlicher Erkenntnisse ein Ernährungskonzept zur Behandlung übergewichtiger Kinder mit Stoffwechselstörungen. Sie nannten es »Optimal Weight for Life Program« (OWL)[1] . Ihre Ernährungsempfehlungen setzten sie grafisch in einer Pyramide um, die LOGI-Pyramide. LOGI stand dabei für »Low Glycemic Index« (zu Deutsch: niedriger glykämischer Index). Zur gleichen Zeit entwickelte auch der bekannte Ernährungswissenschaftler Dr. Nicolai Worm in München ein Ernährungskonzept – ebenfalls auf Grundlage der Erkenntnisse, mit denen die Ärzte in Harvard gearbeitet hatten – und nannte es »modifizierte mediterrane Ernährung«. Kurz nach Erscheinen seiner Beschreibungen[2] entstand an der Havard-Universität die LOGI-Pyramide. Bei dem verantwortlichen Professor, David Ludwig, holte sich Worm die Erlaubnis, die LOGI-Pyramide zur Unterstützung seines Konzepts einzusetzen und veröffentlichen zu dürfen. Im Jahre 2003 verfasste er einen Ratgeber zu seinen Ernährungsempfehlungen – die »LOGI-Methode« war geboren. Sie umfasste nun weit mehr als die Beachtung des glykämischen Index oder der glykämischen Last (siehe Seite 40). Wesentliche Aspekte und Ergebnisse der modernen Ernährungsforschung wie zu den Omega-3-Fettsäuren, dem Ballaststoffgehalt von Lebensmitteln, der Energie- und Nährstoffdichte, Hunger- und Sättigungsfaktoren und viel mehr fanden darin Einzug. Damit stellte LOGI das komplexeste Ernährungskonzept für übergewichtige Menschen mit Stoffwechselstörungen dar, das jemals entwickelt wurde. Bis heute hat sich daran nichts geändert. Das Sensationelle daran: Im Laufe der Zeit stellte sich heraus – LOGI ist für jedermann geeignet. Für Menschen mit Normalgewicht, die gesund und schlank bleiben wollen, und genauso für Gesunde oder Kranke mit mehr oder weniger stark ausgeprägtem Übergewicht, um überflüssige Pfunde langfristig zu reduzieren und wieder gesund zu werden.

---

1   http://www.childrenshospital.org/clinicalservices/Site1896/mainpageS1896P0.html
2   Worm N. Syndrom X oder Ein Mammut auf den Teller! Inzwischen im systemed Verlag in der 7. Auflage erschienen.

Um die epidemische Verbreitung von Übergewicht und Fettleibigkeit zu stoppen, suchen Wissenschaftler in aller Welt seit Jahrzehnten nach einer Lösung beziehungsweise »der« Ernährungsweise für alle. Dabei verbreitet das Establishment der »Ernährungsexperten« seit Langem das Dogma, dass eine fettreiche Kost die Hauptursache für Übergewicht sei. Kohlenhydrate hingegen würden schlank und fit machen. Entsprechend empfehlen sie, rund 60 Prozent der Kalorien in Form von Kohlenhydraten zu verzehren – manche setzen sogar auf 70 Prozent. Das solle sogar helfen, Zivilisationskrankheiten vorzubeugen. Ein fataler Irrtum.

Im Laufe der Jahre überarbeitete Dr. Nicolai Worm sein Konzept und passte die LOGI-Pyramide an neueste Erkenntnisse an. Sie unterschied sich nun deutlich von der Ur-Pyramide aus Harvard. So entschloss er sich, auch den Namen neu zu belegen. Seit einigen Jahren steht LOGI für »Low Glycemic and Insulinemic Diet«, zu Deutsch »Eine Kost, die zu niedrigem Blutzucker- und Insulinspiegel führt.«

Charakteristisch für die Ernährung nach der LOGI-Methode ist eine niedrige Blutzuckerwirkung nach jeder Mahlzeit. Wer sich also nach dieser Methode ernährt, vermeidet starke Blutzuckerschwankungen und -spitzen, und auch der Spiegel des Dickmacherhormons Insulin im Blut bleibt relativ niedrig. Das beugt wiederum einer unerwünscht starken Fettspeicherung vor und bringt jede Menge gesundheitlicher Vorteile mit sich. Eine Ernährung nach dem LOGI-Prinzip unterstützt also einen möglichst konstanten Blutzuckerspiegel auf niedrigem Niveau. Die Fettverbrennung läuft indes auf hohem Niveau.

Der Clou: Langfristig anders essen macht schlank

Die LOGI-Methode erweist sich fast als Umkehrung der bislang gültigen Ernährungsempfehlungen: Auf dem Speiseplan stehen vor allem viel Gemüse, Salate, frische Früchte mit reichlich Ballaststoffen und gesunden Vitalstoffen sowie reichlich eiweißhaltige Nahrung wie Fleisch, Geflügel und Fisch, Milchprodukte und Nüsse sowie Hülsenfrüchte. Ebenfalls von wichtiger Bedeutung sind hochwertige Fette und Pflanzenöle. Dagegen gibt es Vollkornprodukte und Kartoffeln – die lange Zeit als Ernährungsgrundlage empfohlen wurden – bewusst in kleinen Portionen. Nicht verboten, aber keinesfalls empfohlen sind Kohlenhydrate aus Getreideprodukten, wie etwa aus raffiniertem Mehl (Weißmehl) und Süßwaren (und zuckergesüßten Getränken). Je weniger man davon isst, desto besser wirkt sich das auf die Figur und eine lange Gesundheit aus. Auf diese Weise lernt man, durch geschicktes Kombinieren und durch so wenig Verzicht wie möglich gesund und genussreich zu essen. So sieht man schon nach wenigen Wochen besser aus und fühlt sich fit und leistungsfähig. Da Essen nach LOGI gut schmeckt und stark an die beliebte Mittelmeerkost erinnert, fällt die Ernährungsumstellung leicht und lässt sich auch langfristig in den Alltag integrieren. Denn schlank werden und es bleiben ist keine Angelegenheit von nur ein paar Tagen oder Wochen, sondern steht jeden Tag auf dem Programm.

Die LOGI-Methode ist wissenschaftlich erprobt und hat sich als ideale Ernährungsform für junge Menschen, Erwachsene und Senioren erwiesen, die dauerhaft fit und gesund sowie auch schlank bleiben möchten – oder einfach wieder ein paar Pfunde loswerden wollen, die sich mit den Jahren auf Hüften oder um den Bauch gemogelt haben!

LOGI macht gesund

Nach der Umstellung auf die kohlenhydratreduzierte LOGI-Ernährungsweise zeigen sich – auch dann, wenn man sein Gewicht nur halten oder nur wenig abnehmen würde – schon sehr bald äußerst günstige Gesundheitseffekte: An erster Stelle stehen stabile und vor allem niedrigere Blutzucker- und Insulinspiegel, das heißt eine Minderung der Insulinresistenz und eine Schonung der Verdauungsorgane, zugleich verbesserte Blutfettwerte und ein normalisierter Blutdruck. Gerade bei stärkerem Übergewicht motivieren diese rasch spürbaren positiven Wirkungen auf den Körper und das Allgemeinbefinden, um seiner neuen Ernährungsweise lange die Treue zu halten.

Darüber hinaus kann jeder schon nach wenigen Tagen feststellen, dass er weniger Hunger hat, wenn er seine Ernährung von einer vielleicht vormals fettarmen, kohlenhydratreicheren Kost auf eiweißreiches, fettbewusstes, ballaststoffreiches und kohlenhydratarmes Essen umstellt und sich dabei an einen Ernährungsrhythmus von möglichst drei Mahlzeiten pro Tag hält. Auch Heißhungerattacken zwischen den

Hauptmahlzeiten – insbesondere auf Kohlenhydrate und Süßes – lassen drastisch nach. Falls doch einmal der kleine Hunger zwischendrin auftaucht – kein Problem, denn LOGIsch Snacken ist grundsätzlich erlaubt! Rezepte für feine, leichte Zwischenmahlzeiten finden Sie ab Seite 105. Auf diese Weise verabschieden sich überflüssige (Fett-) Pfunde langsam, aber sicher. Schon ein oder zwei Kilogramm auf der Waage weniger machen Freude und sind der erste und wichtigste Schritt zu mehr Lebensqualität. Und jedes Kilo weniger verstärkt und beschleunigt die heilsame Wirkung der Ernährung nach LOGI.

Jo-Jo – ade!

Angst vor dem für so viele Diäten typischen Jo-Jo-Effekt ist übrigens unbegründet, wenn man sich an LOGI hält: Diese Ernährungsweise kommt den Bedürfnissen des Stoffwechsels und seinem ursprünglichen biologischen Programm voll und ganz entgegen. Der Organismus erhält alle wichtigen Vitalstoffe und ist so leistungsfähig. Die Laune hebt sich, und man bekommt sogar wieder Freude am täglichen Spaziergang und einem aktiven Alltag. Damit wird ernährungsbedingten Erkrankungen jede Grundlage entzogen – genauso wie Frustfuttern und Naschen gegen Langeweile. Woran das liegt? Die Zusammensetzung der Ernährung nach der LOGI-Methode entspricht weitgehend der unserer Urahnen. Das Ernährungsmuster erkennen unsere Gene sofort und können die Nahrung optimal verwerten.

Alle LOGI-Vorteile auf einen Blick

- Sie können sich satt essen und werden und bleiben gesund und schlank!

- Die optimale Ernährungsweise für alle, die Übergewicht abbauen und ihr Wunschgewicht halten wollen!

- Das gesunde Ernährungskonzept für alle, die mit ihrem aktuellen Körpergewicht zufrieden sind, aber noch besser essen wollen.

- Die einzige Erfolg versprechende Methode, um einen Jo-Jo-Effekt zu vermeiden.

- Im Gegensatz zu anderen Diäten verlieren Sie wenig Wasser, schonen Ihre Muskulatur (Körpereiweiß) und verlieren überwiegend überflüssiges Körperfett – vor allem, wenn Sie begleitend ein regelmäßiges Krafttraining durchführen!

- LOGI ist super einfach, da man nur an vier einfache Punkte denken muss: essenzielle Nährstoffe, ausreichend Sattmacher, wenig Hungermacher und reichlich Energiebooster (siehe hierzu auch Seite 50).

- Es gibt keine komplizierten Regeln und Kopfzerbrechen durch Kalorien- oder Fettpunktezählen.

Die LOGI-Pyramide

Essen nach der LOGI-Pyramide (siehe Seiten 44/45) bietet dem Körper alle essenziellen Nährstoffe, die er für gute Leistungen täglich benötigt und das im Überfluss. Da sich die Stoffwechsellage dadurch verbessert, kann der Energiebedarf lange Zeit aus den Fettzellen gedeckt werden, ohne dass man Hunger oder Appetit bekommt. Anhand der LOGI-Pyramide sehen Sie, dass die Grundlage aller Mahlzeiten wie in der mediterranen Küche aus stärkefreiem beziehungsweise -armem Gemüse und Obst besteht. Sie weisen so eine geringe Energiedichte, dafür aber eine hohe Nährstoffdichte auf.

Stärke wird als Vielfachzucker in Pflanzengeweben gebildet. Sie dient als Reservestoff und wird vor allem in Samen, Knollen und Wurzeln eingelagert. Stärke steckt in Weizen und Kartoffeln, Mais und Reis. In der Lebensmittelindustrie (Getränke, Backwaren, Milchprodukte, Süßwaren) wird Stärke zur Herstellung von Süßungsmitteln verwendet. Weiterhin stellt sie das wichtigste Binde-, Träger- und Füllmittel (zum Beispiel als Verdickungsmittel für Fertiggerichte) in der Nahrungsmittelindustrie dar.

Von Salaten und Gemüse kann man täglich reichlich essen – im Prinzip so viel man kann und will. Idealerweise legt man den Schwerpunkt auf die stärkearmen, ballaststoffreichen Vertreter aus dieser Lebensmittelgruppe (zum Beispiel Blattsalate, Spinat, Mangold, alle Sommergemüse wie Tomaten, Gurke, Paprikaschoten oder Wintergemüse wie Kohl). Sie sättigen am besten, und da ihr glykämischer Index zudem äußerst niedrig ist, beeinflussen sie den Stoffwechsel in idealer Weise.

Glykämischer Index

Der glykämische Index klassifiziert kohlenhydrathaltige Lebensmittel nach ihrer blutzuckersteigernden Wirkung unter standardisierten Bedingungen bezogen auf die Zufuhr von 50 Gramm Kohlenhydrate. Das ist ein wissenschaftlicher Wert und für die Praxis kaum geeignet. Denn: 50 Gramm Glukose stecken zum Beispiel in 50 Gramm Traubenzucker. Das sind fünf Esslöffel Zucker – die Menge ist im Alltag schnell erreicht. Dies führt zu irritierenden Bewertungen von Lebensmitteln: 50 Gramm Glukose stecken in 960 Gramm Möhren, in 950 Gramm Melone oder 600 Gramm Rote Bete. Sie gelten als Dickmacher. Nur: Wer kann schon so große Portionen verzehren? Andere Lebensmittel, die die GLYX-Diät als Schlankgaranten empfiehlt, werden in großen Portionen zum Dickmacher, zum Beispiel Vollkornbrot! Nach drei Scheiben Vollkornbrot strömt dreimal so viel Zucker ins Blut wie nach dem Verzehr einer Scheibe. Besser ist es, die glykämische Last zu beachten. Einen hohen glykämischen Index haben zum Beispiel Instant-Kartoffelpüree, gekochter Reis, Weißbrot, Honig, Cornflakes, Cola, Bier oder Sandkuchen. Einen mittleren glykämischen Index haben zum Beispiel Müsliriegel, Salzkartoffeln, Bananen, Haushaltszucker, ungesüßte Obstsäfte. Der glykämische Index von Haushaltszucker ist entgegen der landläufigen Meinung nicht hoch, sondern nur durchschnittlich. Einen niedrigen glykämischen Index haben Lebensmittel wie Milch, Joghurt, Obst, Nudeln aus Hartweizen, Hülsenfrüchte, Nüsse, Gemüse.

Auch Obst kann man im Prinzip regelmäßig essen. Ideal sind vor allem die verschiedenen Beerensorten. Bei sehr süßen Früchten wie Weintrauben, Pfirsichen oder Nektarinen ist es allerdings geschickter, jeweils nur zu kleinen Portionen zu greifen. Denn je süßer die Frucht, desto größere Mengen Zucker bzw. Kohlenhydrate können sie enthalten und so eine relativ hohe Blutzuckerwirkung ausüben. Für den Gemüse- und Obstkonsum gilt auch bei der LOGI-Methode die bekannte »Fünf am Tag«-Empfehlung. Immer sollte die Gewichtung auf mindestens drei Portionen Gemüse liegen, ergänzt durch zwei Portionen Obst pro Tag.

Die glykämische Last

Die Ge- und Verbotslisten der GLYX-Diäten raten, auf Lebensmittel zu verzichten, die reich an gesunden Vitalstoffen und relativ kalorienarm sind. Dazu gehören Möhren, Mangos und Melonen, Bananen, Weintrauben, Rote Bete und Zuckerschoten. Auch Kartoffeln sollte man besser ganz vom Speiseplan streichen. Das muss aber nicht sein! Es spricht nichts dagegen, eine halbe gebackene Kartoffel oder ein kleines Stück Baguette als Beilage zu einem Steak oder einem Fischfilet zu essen. Trotz hohem GLYX liefern sie nur wenige Kohlenhydrate. Wissenschaftler der Harvard-Universität (Boston, USA) haben vor einigen Jahren ein neues, nützlicheres Maß entwickelt: die glykämische Last (GL). Sie berücksichtigt neben dem glykämischen Index auch die Kohlenhydratmenge, dadurch lässt sie gefährliche Insulinlocker viel schneller erkennen. Sie wird auch nicht gemessen, sondern errechnet: Wenn der glykämische Index und der Kohlenhydratgehalt eines Lebensmittels bekannt sind, kann auch die glykämische Last berechnet werden.

So berechnen Sie die glykämische Last
(Kohlenhydrate der Portion in Gramm × glykämischer Index) ÷ 100

Ein Beispiel: 100 Gramm Weißbrot (zwei Scheiben) enthalten 48 Gramm Kohlenhydrate. Der glykämische Index von Weißbrot ist 70. Daraus errechnet sich eine glykämische Last von 33,6 (48 mal 70 geteilt durch 100) oder aufgerundet 34. Einen ähnlichen glykämischen Index hat die Wassermelone mit 72. Doch die Melone ist viel kohlenhydrat- und kalorienärmer als das Weißbrot. Deswegen ist ihre glykämische Last auch niedriger! Eine 150-Gramm-Portion enthält nur 7,5 Gramm Kohlenhydrate. Daraus ergibt sich eine glykämische Last von 5 (72 mal 7,5 geteilt durch 100). Die Blutzucker- und Insulinwirkung von einer Portion Melone ist also nicht annähernd so hoch wie die Wirkung von zwei Scheiben Weißbrot (Obwohl der glykämische Index der Melone sogar noch etwas höher ist!). Gleiches gilt für viele andere angebliche »Dickmacher« wie zum Beispiel Möhren. Sie können aus viel mehr Lebensmitteln wählen, wenn Sie sich an der glykämischen Last orientieren. Essen Sie nur blutzuckerfreundliche Portionen, dann verabschieden sich auch kleine Heißhungerattacken zwischendurch für immer.

Von Lebens- und Nahrungsmitteln

Ihr Körper benötigt jeden Tag in einem bestimmten Rhythmus unterschiedliche Nährstoffe aus frischen, hochwertigen, möglichst von Schadstoffen unbelasteten Lebensmitteln. Solche Zutaten schmecken besser, es macht mehr Spaß sie zuzubereiten, aus ihnen Mahlzeiten zu zaubern und sie sind zudem reicher an wertvollen Inhaltsstoffen für Ihre Gesundheit. Das Beste ist dabei gerade gut genug, schließlich hält Ihr Essen Leib und Seele zusammen. Wenn Sie Ihre Nahrung bewusst auswählen, dass die Qualität wirklich stimmt, dann macht Essen Spaß, hinterlässt ein Gefühl der Befriedigung und macht satt, ohne dass man sich dafür überessen muss.

Gemüse: Wer Gemüse schlau kombiniert, hat viel Gesundes auf dem Teller: Vitamine, Mineralstoffe, Ballaststoffe und sekundäre Pflanzenstoffe (siehe Seite 72). Achten Sie beim Einkauf vor allem auf frische und unbelastete Ware. Saisonal geerntetes Gemüse hat übrigens die beste Ökobilanz und den höchsten Nährstoffgehalt. Denn die Transportwege sind nur kurz und die Belastung von Grundwasser und Böden durch Pestizide gering. Viele wertvolle Pflanzenstoffe verlieren ihre gesundheitsfördernde Wirkung, wenn sie zu lange im Licht liegen. Verzehren Sie deshalb frisches Obst und Gemüse so rasch wie möglich.

Früchte: Sie bringen ebenso wie Gemüse Farbe, Geschmack und gesundheitsfördernde Inhaltsstoffe auf den Teller. Frisch oder roh verzehrt sind sie reich an immunstärkendem Vitamin C, das auch die Aufnahme von Eisen aus der Nahrung verbessert. Obst verliert bei der Lagerung schnell an Vitaminen. Deshalb heimisches Obst auch möglichst saisonal kaufen. Bei Zitrusfrüchten sollten Sie auf Bio-Anbau achten und die Früchte vor der Verwendung gründlich abspülen.

Eier: Sie versorgen uns mit hochwertigem Eiweiß (Protein) und anderen wichtigen Stoffen. Dass sie den Cholesterinspiegel erhöhen, gehört mittlerweile ins Reich der Sagen. Ein Ei pro Tag ist durchaus erlaubt. Wichtig: Greifen Sie zu Bio-Eiern, sie sind am gesündesten.

Kaufen Sie außerdem nur Eier, die einen gut sichtbaren Stempelcode tragen (0 steht für Bio, 1 für Freiland, 2 für Bodenhaltung, 3 für Kleingruppenhaltung). Ob weiß oder braun ist egal, die Farbe der Eier ist immer genetisch bedingt.

Öle: Es gibt die unterschiedlichsten Geschmacksrichtungen. Am besten, Sie haben davon immer zwei Sorten im Vorrat. Die kalt gepressten Pflanzenöle aus Oliven, Traubenkernen, Kürbiskernen oder Walnuss sind sehr aromatisch und schmecken fein zu kalten und warmen Salaten sowie als Marinade über Gemüse. Zum Erhitzen ideal sind Rapsöl und Erdnussöl. Alle liefern gesunde ungesättigte Fettsäuren.

Fleisch und Geflügel sollten aus artgerechter Tierhaltung stammen. Am besten kaufen Sie es bei einem Metzger Ihres Vertrauens.

Fisch sollte aus nachhaltigem Fischfang stammen. Hilfreich beim Einkauf ist das ASC-Siegel (Aquaculture Stewardship Council), das für hohe Umwelt- und Sozialstandards bei der Fischzucht steht. Bei Ökofisch gelten noch strengere Anforderungen an Platz, Futter und Umweltbedingungen.

Das Prinzip Genuss

Grundsätzlich gilt bei einer Ernährung nach LOGI: Das Essen muss qualitativ immer hervorragend sein. Wählen Sie immer das Beste aus und lassen Sie es sich ruhig etwas kosten. Schließlich tun Sie sich damit mit jeder Mahlzeit etwas Gutes! Und je besser es Ihnen schmeckt, desto leichter bleiben Sie bei Ihrer neuen, schlank machenden Ernährungsweise.

Täglich mit Genuss zu essen und zu trinken, stillt nicht nur den Hunger. Es macht aus dem Akt der bloßen Nahrungsaufnahme ein sinnliches Erlebnis. Am schönsten ist das Essen in angenehmer Gesellschaft, mit dem Partner, der Familie oder Freunden. So bereichert ein genussorientiertes, bewusstes Essen und Trinken nicht nur den Alltag, sondern sorgt ganz nebenbei auch für Entschleunigung und Stressabbau. Auf diese Weise sind nicht nur die gesunden Inhaltsstoffe der Gesundheit zuträglich, sondern auch das Essen an sich.

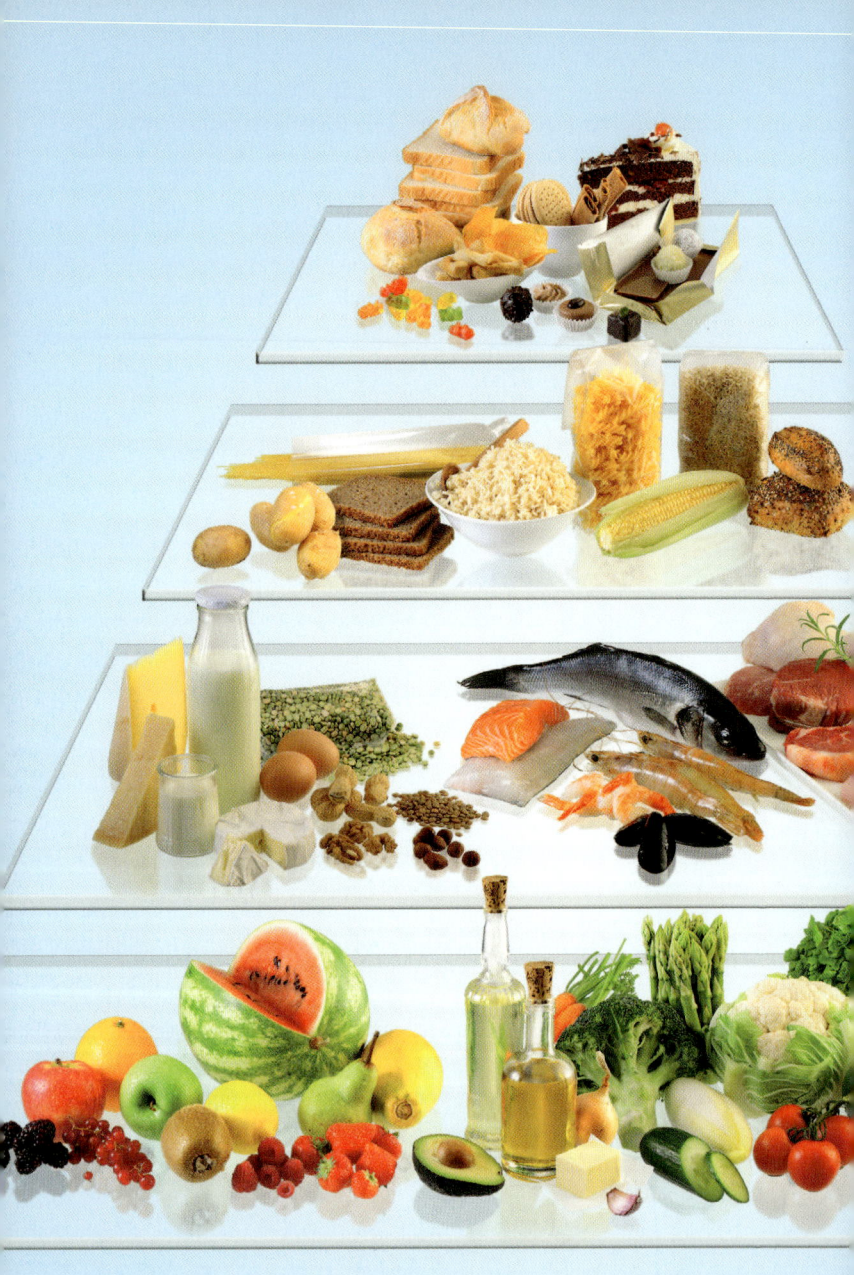

Selten: Verarbeitetes Getreide (Weißmehl), Süßigkeiten.

Wenig: Vollkorn-produkte, Kartoffeln, Nudeln und Reis.

Häufig: Milchprodukte, Eier, mageres Fleisch, Fisch, Nüsse und Hülsen-früchte.

Oft: Stärkefreies Gemüse (zubereitet mit Öl) und Obst.

Eine Zauberformel der LOGI-Methode heißt: Essen zelebrieren!

- Machen Sie das Essen zur Hauptsache und nicht zur Nebensache neben dem Fernsehen oder Zeitunglesen.

- Sorgen Sie auch bei kleinen Mahlzeiten für ein ästhetisches Ambiente! Zu Hause können Sie den Tisch liebevoll eindecken, Kerzen anzünden oder Blumen auf den Tisch stellen, zusammen mit gefalteten Servietten. Im Büro sollten Sie alles, was an Arbeit erinnert, beiseite legen und sich für die Mahlzeit Zeit nehmen.

- Sie haben sich noch nie intensiver mit Nahrungsmitteln befasst? Dann wird es höchste Zeit. Wer nicht kochen kann oder nur lustlos die Mikrowelle zum Erwärmen von Fertiggerichten anknipst, macht sich abhängig von Industrie und Fertigprodukten oder der Gastronomie. Besorgen Sie sich Kochbücher für Einsteiger, über Vollwertkost, vegetarische und asiatische Küche – oder lassen Sie sich von Rezepten ab Seite 105 inspirieren.

- Essen Sie farbenfroh. Je bunter es auf Ihrem Teller aussieht, desto besser sind Sie mit allen notwendigen Nährstoffen versorgt. Von gekochtem und rohem Gemüse können Sie Riesenportionen verdrücken, ohne zuzunehmen, außerdem bremsen Sie Heißhungerattacken aus.

- Gemeinsames Essen ist ein Stück Lebenskultur.

- Essen Sie immer langsam, Bissen für Bissen und legen Sie Ihr Besteck nach jedem Happen beiseite.

- Genießen Sie das Aroma und den Geschmack der Zutaten.

- Wenn Sie satt sind, oder es nicht mehr schmeckt, lassen Sie den Rest ruhig stehen. Das Wetter wird davon auch nicht schöner und alles, was Sie nach der Sättigung zu sich nehmen, landet in den Fettdepots. Gewöhnen Sie sich lieber an, kleine Portionen und langsam zu essen. Das verschafft mehr Genuss und sättigt bei geringerer Kalorienaufnahme.

Hungern streng verboten!

Mit LOGI ist alles möglich und das ohne zu hungern. Füllen Sie deshalb Ihren Magen immer gut mit weniger Kalorien. Wasser ist dabei eine gute Hilfe! Ein großes Glas Wasser vor dem Essen oder eine klare Fleischbrühe als Vorspeise füllt den Magen und sorgt für erste Dehnung der Magenwände. Denn diese signalisiert dem Gehirn, dass das Sättigungsgefühl früher einsetzt. Als entscheidende Größen hierfür haben sich Volumen (zum Beispiel durch einen hohen Ballaststoffanteil) und Gewicht der Nahrung erwiesen. Der Energiegehalt einer Mahlzeit, also ihr Kalorienanteil, ist für den Magen bedeutungslos! Mahlzeiten mit einer niedrigeren Energiedichte machen satt und führen zu einer ausgeglichenen Energiebilanz – Sie nehmen so viel zu sich, wie Sie bei Alltagsaktivitäten verbrauchen und kontrollieren so optimal Ihr Gewicht. Als Faustregel gilt dabei: Je höher der Wassergehalt eines Lebensmittels, desto niedriger seine Energiedichte. Gemüse, Blattsalate und Obst sowie reines Muskelfleisch, Fisch und Geflügel sind sehr wasserreich und haben entsprechend eine sehr geringe Energiedichte. Bei bewusster Kombination der Lebensmittel kann deswegen eine Mischkost mit relativ hohem Fettanteil sogar eine niedrige Energiedichte aufweisen. Denn die Anteile schwerer und voluminöser, also wasser- und ballaststoffreicher Lebensmittel nehmen mengenmäßig viel Raum auf dem Teller ein.

Und: Zwischenmahlzeiten sind ausdrücklich erlaubt! Essen Sie immer, wenn der Hunger ruft. Idealerweise haben Sie dazu immer einen kleinen Notvorrat an gut sättigenden und wenig energiedichten Lebensmitteln parat.

- Deponieren Sie im Kühlschrank hart gekochte Eier; mit ein wenig Mayonnaise oder Sardellenpaste schmeckt das köstlich und macht satt!

- Lecker schmecken auch Gemüsesticks (zum Beispiel Möhren, Gurken, Staudensellerie) mit Frischkäse oder Erdnussbutter.

- Eingelegtes Gemüse oder Oliven sind der ideale mediterrane Snack für zwischendurch.

- Fein sind auch Reste von kaltem Fleisch, Geflügel oder Fisch.

Heben Sie diese im Kühlschrank in verschließbaren Plastikboxen auf. Für einen Snack waschen Sie einige große Salatblätter, belegen diese mit Fleisch oder zerkleinertem Fisch und rollen diese zu feinen Wraps ein.

- Gut für Kopfarbeiter und Hungrige sind gemischte Nüsse. Sie sind auch ideal für unterwegs oder als kleiner Snack für die Schreibtischschublade.

- Lecker schmecken auch fein geschnittene Scheiben luftgetrockneter Salami mit jeweils einem Cornichon (Gürkchen) belegt (Geheimtipp von Dr. Worm!).

- Wenn der Süßhunger plagt, schmeckt dunkle Schokolade mit mindestens 70 Prozent Kakaoanteil. Gönnen Sie sich auch hier beste Qualität!

Alles, was Sie wirklich brauchen

LOGI ist nicht nur gut, sondern auch bestechend einfach. Wenn Sie die folgenden vier Grundprinzipien bei jeder Mahlzeit beherzigen, sind Sie auf der sicheren Seite:

Essenzielle Nährstoffe

Die meisten herkömmlichen Diäten legen ihren Schwerpunkt auf eine Mischkost mit verhältnismäßig niedriger Energiezufuhr – im weitesten Sinn also FdH, im Volksmund auch bekannt als »Friss die Hälfte«. Die LOGI-Methode liefert hingegen alle lebenswichtigen Nährstoffe im Überfluss. Gleichzeitig stecken viel weniger Kalorien in dieser Nahrung, als der Körper im Alltag an Energie benötigt. So macht er sich einfach über die eigenen Fettreserven her. Das ist die Grundlage für gesundes, erfolgreiches Abnehmen. Essen nach der LOGI-Pyramide bietet dem Körper Tag für Tag alle lebensnotwendigen, also essenziellen Nährstoffe: Dazu gehören acht Eiweißbausteine (Aminosäuren), zwei Fettsäuren sowie Vitamine, Mineralstoffe und Spurenelemente, die der Körper nicht selbst herstellen kann und die deshalb in den täglichen Mahlzeiten stecken sollten, damit alle Körperfunktionen optimal ablaufen können. Bei einem täglichen Speiseplan, der weder Brot, Gebäck noch Reis, Kartoffeln oder Nudeln enthält, aber dafür viel Gemüse, Obst, Fisch und Fleisch werden die allgemeinen Empfehlungen von Ernährungsgesellschaften für die tägliche Nährstoffzufuhr spielend erreicht.

Viele Sattmacher

Wesentliche Faktoren, die zur Sättigung einer Mahlzeit beitragen, sind also, wie Sie eben gelesen haben, einerseits das Gewicht und andererseits das Volumen einer Mahlzeit. Denn wir Menschen sind darauf geeicht, immer ein bestimmtes Gewicht beziehungsweise eine bestimmte Menge an Nahrung pro Mahlzeit zu uns zu nehmen.

Unabhängig von Gewicht und Volumen ist die Nummer eins unter den Sattmachern eiweißreiche Mahlzeiten. Ihre sättigende und satthaltende Wirkung wird über Hormone, die Dünndarmzellen ausschütten, ausgelöst. Schon kleine Portionen halten lange satt, denn der Körper braucht eine ganze Weile, um sie verdaulich zu machen. Nicht zuletzt dienen ihre Aminosäuren als wichtige Baustoffe im Zellstoffwechsel und sie sind extrem kalorienarm. Wenn Sie gezielt abnehmen möchten, sollten Sie unbedingt auf eine ausreichende Zufuhr von Eiweiß achten, denn der Körper reagiert empfindlich auf eine unzureichende Eiweißzufuhr, er bekommt bei Mangel schnell Appetit auf mehr. Meist neigt man dann dazu, diesen Appetit mit kohlenhydratreichen Lebensmitteln – Dick- und Hungrigmachern – zu stillen. Die empfohlene Eiweißzufuhr pro Tag beträgt 0,8 Gramm pro Kilogramm Körpergewicht. Das Gewicht einer Mahlzeit erhöhen Sie durch Lebensmittelzutaten mit einem hohen Wasseranteil. Das ist einerseits gut für Ihre Flüssigkeitsbilanz und dehnt die Magenwände, sodass Sie relativ schnell satt sind.

Wenig Hungermacher

Von den verschiedenen Faktoren, die Hunger machen, geht die stärkste Wirkung wahrscheinlich von einem niedrigen Blutzuckerspiegel aus. Sobald Sie bewusst damit beginnen, die Kohlenhydratzufuhr durch Lebensmittel mit einem hohen glykämischen Index zu senken und zugleich die Eiweißzufuhr erhöhen, leiden Sie gleich weniger unter (Heiß-)Hungerattacken. Lesen Sie dazu noch einmal die Tipps auf Seite 124 für Snacks zwischendurch oder lassen Sie sich von den Rezepten ab Seite 105 inspirieren. Im Lot halten Sie Ihren Blutzuckerspiegel nur, indem Sie sich eiweißreich ernähren: Fisch, Geflügel, Milchprodukte oder Eier mit Gemüse erlauben eine variantenreiche Küche und machen nicht ständig Lust auf Mehr, sondern lassen einen einfach nur auf die nächste Mahlzeit freuen. Denn Zucker (Glukose), den beispielsweise unsere Muskelzellen und unser Gehirn für reife Leistungen brauchen, bekommen wir nicht nur aus Kohlenhydraten. Auch aus Eiweiß kann die Leber Glukose gewinnen und in den Blutkreislauf schicken. Der Vorteil: Diese Mahlzeiten halten den Insulinspiegel flach und der Körper ist trotzdem bestens mit den notwendigen Zuckerrationen versorgt. Also noch einmal zur Erinnerung: Wie bei unseren Urahnen aus der Steinzeit verleitet Hunger zur Nahrungssuche. Nur ist die in unserer heutigen Lebenswelt nicht gerade schweißtreibend und immer von gewaltigem Erfolg gekrönt: Pizza, Knusperriegel oder Kekse finden sich in jedem Supermarktregal und an jeder Tankstelle. Je mehr man davon futtert und je voller die Lebensmittel mit versteckten Zuckern sind, desto rascher steigt der Glukosespiegel im Blut wieder an. Entsprechend stark fällt der Insulinausstoß aus, der den Blutzucker wieder senken soll. So sinkt der Zuckerspiegel fast ins Bodenlose und der Hunger beginnt wieder zu nagen: ein Teufelskreis. Die Lösung: Kohlenhydrate ignorieren, die Eiweißzufuhr erhöhen, um daraus auch Zucker zu gewinnen und Blutzuckerschwankungen zu vermeiden.

Viele Energiebooster

Wie übersetzt man »booster«? Am besten mit »Energieverbrauchsankurbler«. Was können diese Energiebooster? Tatsächlich helfen einige Nahrungskomponenten, den Energieumsatz ganz ohne den Einsatz von Muskeln anzuheben. Das heißt nun nicht, dass Sie sich bequem zurücklehnen sollen, denn Bewegung ist natürlich wichtig. Insbesondere Herz und Kreislauf profitieren enorm von einem aktiven Alltag, aber Sie müssen sich nicht unbedingt jeden Tag zum Sporteln zwingen, wenn es Ihnen nicht danach ist und Sie trotzdem abnehmen möchten. Also zurück zu unseren Boostern: Ihre Wirkung entsteht durch den sogenannten »Spezifisch Dynamischen Effekt« oder thermischen Effekt (TE) – im Grunde handelt es sich dabei um »verschenkte« Energie. Der »Spezifisch Dynamische Effekt« erklärt sich durch den Energiebedarf, den die energieliefernden Nährstoffe im Körper für Verdauung und Stoffwechsel brauchen. Und er unterscheidet sich je nach Energieträger – Eiweiß, Fett oder Kohlenhydrate – erheblich. Nach einer eiweißreichen Mahlzeit wird beispielsweise die Wärmeproduktion im Körper angeregt. Die dadurch freigesetzte

Energie wird über die Haut abgegeben – sie verpufft. Dadurch verheizt man quasi zusätzlich Kalorien, ohne weniger essen oder sich mehr bewegen zu müssen.

Zu den Top-Energieboostern gehören also
- Eiweiß
- Omega-3-Fettsäuren
- Alpha-Linolensäure
- Ölsäure
- Kalzium
- Cayennepfeffer
- Koffein

Eiweiß ist der bekannteste Energiebooster, da der Körper zum Umbau in körpereigenes Eiweiß (zum Beispiel in Muskeln) einen viel höheren Energieaufwand betreiben muss als aus Fetten und Kohlenhydraten. Omega-3-Fettsäuren wurden in Fachkreisen erst vor relativ kurzer Zeit als Energiebooster anerkannt. Sie aktivieren bestimmte Gene im Körper, die für die Fettverbrennung zuständig sind, regen den Fettabbau an und beugen so der Entwicklung von Übergewicht vor. Das gilt auch für die pflanzlichen alpha-Linolensäuren. Auch Ölsäure regt die Fettverbrennung an. Kalzium wurde in den letzten Jahren als Energiebooster entdeckt. So aktiviert eine hohe Kalziumzufuhr verschiedene Gene, die ihrerseits die Ausschüttung von Hormonen anregen, die die Einlagerung von Fett in die Fettzellen bremsen. Der scharfe Cayennepfeffer enthält den Inhaltsstoff Capsaicin. Dieser kurbelt den Stoffwechsel beziehungsweise die Energieproduktion und Wärmeabgabe an. Wer seine Gerichte pikant würzt, kommt nicht um sonst ins Schwitzen. Koffein aus Tee oder Kaffee ist ein Wachmacher, kurbelt den Stoffwechsel an und erhöht dadurch über viele Stunden den Energieumsatz – sofern man nicht oder nur sehr zurückhaltend mit Zucker süßt!

(i) *Eine Ernährungsumstellung ist erst dann sinnvoll, wenn alle Zutaten einer kalorienärmeren Ernährung leicht verfügbar, bezahlbar, mit relativ geringem Zeitaufwand zuzubereiten sind und gut schmecken.*

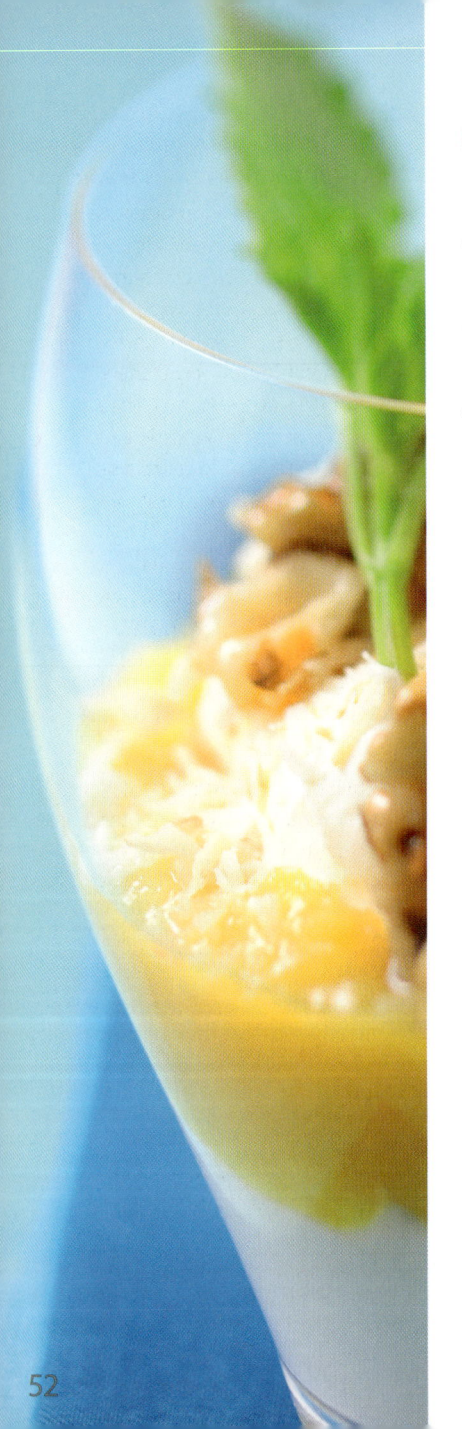

Gute Zucker, schlechte Zucker

Was Sie über Kohlenhydrate wissen sollten

Hinter dem Begriff Kohlenhydrate verbergen sich organische Verbindungen aus Kohlenstoff, Wasserstoff (aus dem Griechischen »hydro« – Wasser) und Sauerstoff, und man kennt sie landläufig als Zucker. Nach den Fetten sind die Kohlenhydrate die zweitwichtigsten Energielieferanten. Wenn Kohlenhydrate angeboten werden, nimmt der Körper sogar lieber die Kohlenhydrate als Energiequelle, weil sie schneller und mit weniger Aufwand zur Verfügung stehen. Ihr Energiegehalt liegt bei 4,1 Kilokalorien (kcal) beziehungsweise 17 Kilojoule (kJ) pro Gramm Kohlenhydrate. Kohlenhydrate, die alle Zucker- und Stärkearten umfassen, werden je nach Art ihrer Zusammensetzung Einfach-, Zweifach- oder Mehrfachzucker genannt. Sie sind so etwas wie der Treibstoff im menschlichen Stoffwechsel. Vorab werden alle Kohlenhydrate, auch die »komplexen« wie die Stärke, in die einzelnen Bestandteile, die Monosaccharide, aufgespalten. Im Dünndarm werden sie von der Darmschleimhaut aufgenommen und von dort an das Blut und damit an das Kreislaufsystem abgegeben. Die verschiedenen Einfachzucker wie Fruktose (Fruchtzucker) oder Glukose (Traubenzucker) gelangen über das Blut zur Leber. Diese Stoffwechselfabrik baut die Fruktose um, sodass daraus auch dasselbe Endprodukt entsteht: Glukose, also Traubenzucker. Insbesondere unsere grauen Zellen in der Steuerzentrale im Kopf sowie die roten Blutkörperchen (Erythrozyten) sind auf Zucker angewiesen. Es wäre allerdings falsch, deshalb zu meinen, man muss täglich Zucker oder andere Kohlenhydrate essen. Der Körper kann Glukose auch selbst in ausreichendem Maße herstellen. Grundsätzlich können alle Körperzellen Energie am schnellsten und effektivsten aus Glukose beziehen. Sie stellt so gesehen den Supertreibstoff dar. Energiegewinnung aus Fett läuft dagegen langsamer und ist bei körperlichem Einsatz – also bei jeder Art von Bewegung – weniger effizient. Wie erwähnt kann der Körper auch ohne Kohlenhydrate auskommen. Deshalb zählen sie auch nicht zu den lebenswichtigen, also essenziellen Nährstoffen. Es gibt deshalb keinen physiologischen Grund, sie regelmäßig und in größeren Mengen zu verzehren. Auch das erklärt sich aus der Menschheitsgeschichte heraus: Über Millionen von Jahren hat der Mensch ohne Getreideprodukte wie Brot, Nudeln und Reis überlebt. Kohlenhydrate waren Mangelware oder nur saisonal und in geringen Mengen zu haben, wenn Wildfrüchte reiften, zugleich war das Leben von morgens bis abends ziemlich anstrengend. Unsere Gene sind daher perfekt auf eine kohlenhydratarme Ernährung angepasst.

Andererseits haben wir Lust auf Süßes, mitunter regelrechten Heißhunger auf eine Tafel Schokolade oder einen Becher Eiscreme. Auch dafür können wir nichts: Denn auch die Lust auf Süßes wurde uns tückischerweise im Laufe der Evolution in die Gene geschrieben. Das lag einfach daran, dass süß schmeckende Nahrungsmittel wie etwa wilde Früchte, Beeren, Knollen oder Wurzeln in Urzeiten als ungiftig galten – im Gegensatz zu bitter oder sauer schmeckenden Nahrungsmitteln. Zugleich war das Angebot an süßer Nahrung stark durch die Jahreszeiten begrenzt, weil süße Früchte eben nur im Sommer erntereif waren. Heute werden wir zu jeder Jahreszeit (insbesondere im Winter) mit Süßem und versteckten Zuckern geradezu überschüttet.

Das ist riskant, denn je mehr Zucker in unserer Nahrung steckt, desto höher ist auch der Glukosegehalt im Blut und infolgedessen die Insulinausschüttung der Bauchspeicheldrüse. Gerade die schnell verfügbaren Kohlenhydrate ballaststoffarmer und stark verarbeiteter Kohlenhydratträger (Weißmehlprodukte wie zum Beispiel Pizza) schießen schon kurz nach dem Essen ins Blut und lösen so starke Blutzuckerreaktionen aus, unmittelbar gefolgt von einer hohen Insulinproduktion und -ausschüttung. Solange die Körperzellen auf die Schlüsselfunktion des Botenstoffs noch ansprechen, wird der Zucker in die Zellen geschleust und die Blutzuckerkonzentration sinkt innerhalb kurzer Zeit wieder – bei so »schnellen« Kohlenhydraten sogar unter ihr Ausgangsniveau. Das ist für das Hirn und Nervensystem problematisch, kommt einer Bedrohung gleich, denn die Konzentration und Koordinationsleistung lassen stark nach. In seiner Not schlägt es Alarm. Unumgänglich stellt sich quälender Heißhunger ein. Der sich wiederum am leichtesten mit schnell verfügbaren Kohlenhydraten in Form einer Tüte Gummibärchen oder Schokoriegeln stillen lässt … So ist ein Teufelskreis in Gang gesetzt, dem man oft nur schwer entkommt.

Auf Dauer setzt diese Art zu essen den Stoffwechsel ordentlich unter Stress. Und nicht nur die stark verarbeiteten Kohlenhydrate aus Süßwaren, zuckergesüßten Getränken, Snacks und Fertiggerichten, auch

Stärke aus Kartoffeln, Reis, Nudeln und vor allem aus Brot setzen sehr schnell viel Glukose frei. Allerdings gibt es auch Zuckerarten, die nicht den Blutzuckerspiegel beeinflussen oder unverdaulich sind.

Verdammte Lust auf Süßes

Dass Kohlenhydrate weltweit die bedeutendste Nahrungsquelle für Mensch und Tier darstellen, hat einen einfachen Grund. Es sind die am billigsten produzierbaren Nahrungskalorien. Je weniger Geld Menschen zur Verfügung haben, desto mehr stärkereiche und dabei ballaststoffarme Getreideprodukte, Brot und Backwaren, Kartoffeln, Reis, Nudeln landen täglich auf den Tellern. Und da Zucker auch enorm billig ist, gibt es dazwischen für den kleinen Hunger am einfachsten Süßes nach Geschmack, in fester Snackform oder flüssig als Erfrischungsgetränk.

Das Problem: Die Muskeln eines normalen Menschen, der im Alltag brav Treppen steigt statt Aufzug fährt und regelmäßig zu Fuß oder auf dem Rad unterwegs ist, benötigen so große Mengen an Superenergie meist nicht. Alle wenig anstrengenden Alltagsaktivitäten können problemlos über die Fettverbrennung gedeckt werden. Und auch davon gibt es reichlich – im Essen und in den gehüteten Speicherdepots im Körper. Werden nun ständig Kohlenhydrate nachgeschoben, ohne dass sie durch Muskelarbeit wieder verbrannt werden, kann keine Glukose mehr gespeichert werden. Die Speicher sind ja randvoll! In diesem Fall muss sie gleich verbrannt werden – auch ohne Muskelarbeit. Das bringt allerdings den Stoffwechsel gewaltig aus dem Takt. In dem Moment, in dem die Glukoseverbrennung die Energiearbeit übernimmt, wird die Fettverbrennung unterdrückt. Darin liegt das große Problem, vor allem, wenn man schon ein paar Pfunde mehr mit sich herumschleppt, als einem gut tun: Je mehr Kohlenhydrate nun weiter in der Nahrung stecken, um so weniger Fett verbrennt der Körper. Und all die Glukose, die er nicht verbrennen kann, wandelt er kurzerhand auch in Fett um. Und so flutet immer mehr Fett in den Blutkreislauf, die Blutfettkonzentrationen (Triglyzeride) steigen – und das Gesundheitsrisiko auch. Und die Fettdepots wachsen, wachsen und wachsen und das neu gebildete Fett landet nicht nur in den Fettzellen, sondern auch in den Muskelzellen und in den inneren Organen.

Warum der Mensch unvernünftig isst

Warum fällt es nun so schwer, auf die bösen Dickmacher zu verzichten? Warum lässt man sich oft sogar wider besseren Wissens und gegen die allerbesten Vorsätze immer wieder verlocken? Offenbar hat das weniger mit Selbstdisziplin zu tun, als man bisher annahm. Experten gehen heute davon aus, dass dabei auch bestimmte Regulationsstörungen eine Rolle spielen könnten: So steigt das Süßverlangen zum Beispiel an, wenn die Energieversorgung des Gehirns gestört ist. Der Adipositas-experte Prof. Dr. Achim Peters spricht in diesem Zusammenhang von der Selfish-Brain-Theorie: Weil das Gehirn egoistisch ist und als erstes mit Zucker versorgt werden will, setzt es alle Hebel in Bewegung, um daranzukommen. Infolgedessen stellt sich ein unstillbares Verlangen nach Süßem ein – das eben so lange anhält, bis es erfüllt wird. Kommt der Zucker aus dem Fruchtjoghurt oder der Tüte Schokonüsse aufgrund einer Stoffwechselstörung nicht im Gehirn an, dreht sich der Teufels-kreis immer weiter und die Naschsucht hält an. Möglicherweise kommt es bei starkem Übergewicht (BMI > 30) eher zu dieser Störung und macht Dicken damit das Abnehmen besonders schwer.

> Die gute Nachricht: Wer sich nach der LOGI-Methode ernährt, gewöhnt sich ganz von selbst und schrittweise ab, stark gesüßte Produkte zu essen. Mit der Zeit verändert sich das Süßempfinden und man kommt mit viel weniger Zucker zurecht. Ganz im Gegenteil: Zu Süßes schmeckt nun überhaupt nicht mehr. Brrrr!

Trotzdem: Ein Geheimnis beim gesunden Abnehmen ist, sich unter gar keinen Umständen – auch wenn die nächste Oscar-Nacht oder die Verleihung des Bambis ansteht – unter Druck zu setzen. Das Abneh-men und gesunde Essen soll eine durch und durch positive Erfahrung sein – mit den LOGI-Rezepten ist das ein Kinderspiel. Verfolgen Sie das Kohlenhydratsparen deshalb nicht zu extrem! Sie wissen ja: Gelegent-lich ein wenig Getreideprodukte aus raffiniertem Mehl (Weißmehl) sowie ein wenig Nudeln, Toast & Co. – das betrifft auch Getränke – sind bei LOGI in Ordnung und stehen auch nicht auf dem Index. Allerdings stehen sie zurecht in der Spitze der Pyramide: Je weniger Sie also von den fast nährstofflosen Kohlenhydratträgern essen, desto günstiger wirkt sich das auf die Figur und eine gute Gesundheit aus.

»Langsamere« und nährstoffreichere Kohlenhydratquellen gehören in kleinen Mengen schon eher auf den Speiseplan. Vollkornprodukte sorgen nicht nur für Abwechslung, sondern enthalten neben Stärke jede Menge Ballaststoffe und Mineralstoffe sowie einige Vitamine und andere gesundheitsfördernde Nährstoffe.

Alle Zucker auf einen Blick

Nehmen wir die Zucker noch einmal genauer unter die Lupe. Um zu verstehen, welche Zucker gefährlich sind – weil sie Hungermacher sind und uns verführen, mehr zu essen, als wir benötigen und auf diese Weise dick machen und auf lange Sicht die Ausbildung einer Insulinresistenz fördern – lohnt es sich, sich einen genauen Überblick über die verschiedenen Zucker zu verschaffen. Die Gruppe der Kohlenhydrate wird nämlich nach der Anzahl ihrer Zuckerbausteine unterteilt.

Einfachzucker (Monosaccharide)

Sie bestehen aus einem Zuckermolekül und bilden die Bausteine für Zwei- und Mehrfachzucker: Traubenzucker (Glukose), Fruchtzucker (Fruktose) sowie Schleimzucker aus der Milch (Galaktose). Im Gegensatz zu Glukose lassen Fruktose und Galaktose den Blutglukosespiegel kaum ansteigen.

Zweifachzucker (Disaccharide)

Die Zweifachzucker bestehen aus zwei Einfachzuckermolekülen. Zu ihnen gehören:

- Milchzucker (Laktose = ein Molekül Traubenzucker – Glukose – und ein Molekül Galaktose). Laktose ist für viele Menschen schwer verträglich.

- Malzzucker (Maltose), beispielsweise in Bier, lässt den Blutzuckerspiegel rasch ansteigen.

- Rohr- oder Rübenzucker (Saccharose): Saccharose wird vor allem als Kristallzucker verwendet und lässt den Blutzuckerspiegel weniger stark ansteigen als nach einer vergleichbaren Menge Stärke – ob das ein »komplexes« Kohlenhydrat ist – sein GI liegt auch bei etwa 65.

Einfach- und Zweifachzucker stecken in vielen Süßigkeiten, Schokolade, Gebäck, Limonade, Marmelade und Honig, aber auch in Konserven (zum Beispiel Tomaten oder essigsaure Gemüse), Marinaden für Fleisch oder Fisch oder Würzsaucen. Diese Lebensmittel sollten, wenn überhaupt, nur in geringen Mengen verzehrt werden. Und: Lesen Sie vor dem Kauf immer die Zutatenliste auf Konserven, Gläsern oder Flaschen durch.

Oligosaccharide

Oligosaccharide wie Maltodextrin, Stachyose und Verbascose bestehen aus bis zu zwölf Einfachzuckermolekülen. Sie stecken in natürlicher Form vor allem in Hülsenfrüchten wie Erbsen und Bohnen oder als Abbauprodukt in Backwaren. Dextrine entstehen bei der enzymatischen Spaltung von Stärke in den Nahrungsmitteln oder durch die Verdauung und gehören ebenfalls zu den Mehrfachzuckern.

Vielfachzucker (Polysaccharide)

Vielfachzucker bestehen aus mehr als zwölf Einfachzuckermolekülen. Zu ihnen gehören:

- Stärke aus pflanzlichen Lebensmitteln wie Weizen, Weizenprodukte (Gebäck, Brot, Nudeln) sowie Kartoffeln, Mais und Knollengemüse. Dabei gibt es unverzweigte Stärke, die den Blutzucker nur langsam ansteigen lässt, und verzweigte Stärke, die den Blutzucker sogar noch schneller ansteigen lässt als weißer oder brauner, kristalliner Haushaltszucker.

- Inulin aus Topinambur, Artischocken, Schwarzwurzeln und Pastinaken ist ebenfalls ein Vielfachzucker. Allerdings besteht er aus Fruktosemolekülen. Dieser Zucker kann nicht verdaut werden, gelangt also nicht ins Blut und wird stattdessen im Darm in wertvolle Fettsäuren umgebaut. Tatsächlich ist Inulin auch kein Süßungsmittel, sondern erinnert vom Geschmack ein wenig an Sahne.

Zuckerfalle Obst

»An apple a day keeps the doctor away« – leider ist an dieser gut gemeinten Botschaft kaum etwas Wahres dran. Moderne Speiseäpfel enthalten im Gegensatz zu älteren Sorten wesentlich mehr Zucker und dabei auch mehr Traubenzucker (Glukose) als Fruchtzucker (Fruktose), was für hohe Blutzuckerspiegel sorgt. Je mehr Fruktose in der Frucht steckt, desto langsamer steigt der Blutzuckerspiegel, wie etwa bei einer Mango.

Weintrauben oder Trockenfrüchte haben einen hohen Zuckergehalt. Tolle Sorten für Obstliebhaber sind dagegen Acerola, alle Beerensorten, aber auch Honigmelone, Grapefruit, Mango, Papaya oder Ananas. Die GI- bzw. GL-Tabellen im LOGI-Guide helfen Ihnen, Ihr Lieblingsobst zu finden und den Blutzuckerspiegel flach zu halten. Im LOGI-Guide finden Sie 500 Lebensmittel mit ihren GI- bzw. GL-Werten.

Vorsicht Fruktose!

Fruchtzucker (Fruktose) genoss lange einen guten Ruf. In Obst und Honig kommt er vor und gilt damit als »natürlich« und auch »gesund«. Will man einigen Herstellern von Wellnessgetränken, Kinderjoghurts oder Müsliriegeln glauben, so ist allein der Kristallzucker – also der Haushaltszucker – sehr böse und Fruchtzucker dagegen gut. Auch »Ökosüße« wie Birnen- oder Apfeldicksäfte bestehen zum großen Teil aus Fruchtzucker und wurden wie andere Fruktoseprodukte auch gerne Diabetikern empfohlen. Denn im Gegensatz zu Glukose ist Fruktose unabhängig von Insulin verwertbar. Das heißt die Leberzellen nehmen die Fruktose auf und verstoffwechseln sie – alles ohne Hilfe des Hormons aus der Bauchspeicheldrüse. Diese wird also beim Fruktoseverzehr geschont. Und: Die Leber braucht auch einige Zeit, bis sie daraus Glukose gemacht und sie langsam wieder an das Blut abgegeben hat. Das sorgt dafür, dass die Fruktose einen niedrigen glykämischen Index (siehe Seite 40) hat. Das wiederum bedeutet, dass der Süßhunger für etwas längere Zeit gestillt wird. Für Diabetiker mit ihrem gestörten Insulinstoffwechsel galt Fruktose daher als Ideallösung. Seit Mitte der 1980er-Jahre werden allerdings immer mehr Studien veröffentlicht, deren Tenor lautet, dass Fruktose keineswegs so harmlos ist – ganz im Gegenteil.

Fruchtzucker zeigt eine ganze Reihe unerwünschter Nebenwirkungen. Er erhöht beispielsweise den Blutfettspiegel, genauer gesagt die gefährlichen Triglyzeride, gleichzeitig sinkt der Gehalt an dem sogenannten »guten« HDL-Cholesterin. Beide Parameter sind entscheidend an der Entstehung von Herz-Kreislauf-Erkrankungen beteiligt. Weiterhin bedingt Fruchtzucker eine Erhöhung der Harnsäurekonzentration im Blut, was nicht nur das Gichtrisiko erhöht, sondern auch das Risiko, eine Nierenfunktionsstörung und Herzinfarkt zu entwickeln. Des Weiteren führen insbesondere hohe Mengen an Fruchtzucker dazu, dass verschiedene Gewebe im Körper regelrecht »verzuckern«. Es entstehen so starke Zell- und Gewebsveränderungen, dass ihre Funktionen eingeschränkt oder verändert werden. Am besten hält man sich deshalb mit den süßesten Früchtchen (zum Beispiel Weintrauben) zurück, um den Fruktosekonsum in Grenzen zu halten. Fünf am Tag heißt es – damit ist gemeint drei Portionen Gemüse und Salate pro Tag und zwei Portionen Früchte oder Beeren. Und eine Portion entspricht einer Handvoll, wobei Beeren prinzipiell günstiger sind als süße Früchte. Nicht zuletzt sollte man die Früchte am besten im Ganzen zu sich nehmen und nicht in Form von Säften oder Smoothies. In einem halben Liter Apfelschorle sind 4 oder 5 Äpfel enthalten. Diese Menge würde man nie auf einmal essen, aber locker auf einmal trinken! Gleiches gilt für Smoothies. Außerdem tut es dem Körper gut, wenn er sich die Nährstoffe aus den Lebensmitteln noch »erarbeiten« muss. So werden ebenfalls Blutzuckerspitzen verhindert. Für Diabetiker heißt dies: Fruktose ist nicht die selig machende Lösung – behalten Sie Ihren Kohlenhydratkonsum im Blick und setzen vermehrt auf Eiweiß und gesunde Fette. Mit einer Ernährung nach LOGI geht das ganz einfach.

Versteckte Zucker – ja, wo denn?

Auf den Verpackungen von Lebensmitteln finden Sie verschiedenste Angaben. Folgende Informationen verbergen sich hinter diesen Begriffen:

- Zutaten: Sie werden immer in der Reihenfolge des Gewichtanteils angegeben – steht zum Beispiel an zweiter oder dritter Stelle Saccharose oder auch Sukrose genannt, sind das lediglich Synonyme für normalen Haushaltszucker. Sucralose ist dagegen eine Art Süßstoff.

- Kohlenhydrate (g/100 g): Vorsicht, hier stecken Polysaccharide wie Stärke, Oligosaccharide, Mono- und Disaccharide drin. Aber auch andere Stoffe können enthalten sein,

- davon Zucker (g/100 g): Angabe der Mono- und Disaccharide wie Glukose und Saccharose gemäß Analysewert.

- »Ohne Zuckerzusatz«: Diesen Lebensmitteln dürfen keine Mono- oder Disaccharide oder andere Bestandteile mit süßender Wirkung zugesetzt werden. Enthält das Produkt von Natur aus Zucker (was sehr oft der Fall ist), sollte dies auf dem Etikett durch den Hinweis »Enthält von Natur aus Zucker« deutlich gemacht werden. Leider halten sich aber nicht alle Hersteller daran. Auch zugesetztes Getreide mit der darin enthaltenen Stärke führt zu einem hohen Zuckergehalt.

- »Zuckerarm«: So gekennzeichnete feste Lebensmittel dürfen nicht mehr als 5 Gramm Zucker pro 100 Gramm enthalten, flüssige maximal 2,5 Gramm Zucker pro 100 Milliliter.

- »Zuckerfrei«: Mehr als 0,5 Gramm Zucker pro 100 Gramm oder 100 Milliliter sind nicht erlaubt.

- »Reduzierter Gehalt an Zucker«: Der Zuckeranteil muss mindestens 30 Prozent niedriger sein als normalerweise üblich.

Ballaststoffe – für einen gesunden Darm

Der Begriff »Ballaststoffe« stammt noch aus einer Zeit, in der man diese Nahrungsbestandteile im Rahmen einer gesunden Ernährung als überflüssig betrachtete. Da die Verdauungssäfte des Menschen keine Enzyme enthalten, die diese Verbindungen spalten können, ging man davon aus, dass Ballaststoffe vom menschlichen Körper nicht verwertbar seien. Chemisch gesehen handelt es sich bei einigen Ballaststoffen ebenfalls um Vielfachzucker. Andere Ballaststoffe bestehen aus unverdaulichen Kohlenhydraten oder holzähnlichen Verbindungen. Ein Teil dieser Ballaststoffe wird durch Darmbakterien abgebaut, wodurch wieder zum Teil Stoffe (zum Beispiel Fettsäuren) gebildet werden, die vom Darm resorbiert werden.

Ballaststoffe schützen überdies vor einer ganzen Reihe von Beschwerden. So regen sie beispielsweise die Darmbewegung an. Außerdem leben viele Darmbakterien von Ballaststoffen, weshalb sie dabei helfen, eine gesunde Darmflora zu erhalten. Darüber hinaus weiß man heute, dass Ballaststoffe vor Herz-Kreislauf-Erkrankungen und Diabetes schützen und den Cholesterinspiegel senken. Nicht zuletzt sind sie gute Sattmacher, da sie den Magen gut füllen und hier auch länger verweilen als beispielsweise kurzkettige Kohlenhydrate. Das sorgt für ein lang anhaltendes Sättigungsgefühl. Da Ballaststoffe zudem Stärkemoleküle aus der Nahrung einschließen, sodass sie langsamer abgebaut werden, steigt der Blutzuckerspiegel nach ihrem Verzehr nur langsam an und der Körper setzt weniger Insulin frei. Und das verhindert bekanntermaßen Heißhungerattacken. Unterschieden wird zwischen löslichen und unlöslichen Ballaststoffen. Lösliche, wie Pektine, Carrageen und Agar-Agar, stecken vor allem in Gemüse und Obst aber auch in Getreide, wie etwa Weizen. Die löslichen Ballaststoffe binden Gallensäuren (die zu 80 Prozent aus Cholesterin bestehen) sowie andere Stoffwechselprodukte und sorgen für deren Ausscheidung. Auf diese Weise gelangt weniger Cholesterin ins Blut und der Cholesterinspiegel sinkt. Unlösliche Ballaststoffe wie Lignin, Zellulose und Hemizellulose stecken in den Randschichten von Getreidekörnern, also in Vollkorngetreide und Vollkornprodukten.

Ballaststoffreich sind Gemüse, Beeren, Früchte, Pilze, Hülsenfrüchte, Nüsse und Vollkornprodukte. Insbesondere nach dem Verzehr von isolierten ballaststoffreichen Nahrungsmitteln, wie Weizenkleie oder Flohsamen, sollte man viel trinken, denn Ballaststoffe quellen im Darm und binden viel Flüssigkeit. Gemüse und Obst enthalten bereits relativ viel Wasser und sind dahingehend unproblematisch.

Jedes Getreide – und allen voran der Weizen – enthält Stärke und damit im Endeffekt Zucker. Zudem verbergen sich in den Randschichten Lektine. Diese sogenannten Fraßschutzstoffe der Pflanzen können Entzündungen im Darm und in anderen Organen auslösen. Nicht zuletzt enthalten viele Getreidearten Gluten (Klebereiweiß), das für viele Menschen unverträglich ist. Sprechen Sie mit einem erfahrenen Magen-Darm-Spezialisten oder einem erfahrenen Ernährungstherapeuten (AK-DIDA), wenn Sie das Gefühl haben, dass Getreideprodukte bei Ihnen Beschwerden auslösen. Empfehlenswert im Rahmen einer gesunden, ballaststoffreichen und dabei kohlenhydratarmen Ernährung sind die glutenfreien Buchweizen, Amaranth, Hirse und Quinoa sowie Dinkel.

Warum Lightprodukte gar nicht so light sind

Der Umsatz von Lightprodukten hat in den letzten Jahren stetig zugenommen und sorgt für ordentliche Umsätze in der Lebensmittelindustrie. Ein guter Grund für Lebensmittel- und Getränkehersteller, noch mehr von ihren herkömmlichen Produkten in Lightversionen auf den Markt zu bringen. Und sie werden so gerne gekauft – von Menschen, die abnehmen möchten oder dauerhaft Kohlenhydrate und Fett in der Ernährung einsparen wollen. Dabei sind die meisten im guten Glauben, ihrer Gesundheit etwas Gutes zu tun, wenn sie zu den Lightprodukten greifen. Sie gelten ja als zucker- und fettreduziert und versprechen Essen und Trinken ohne Reue. Auf den ersten Blick klingt das nach einer Ideallösung. Man kann alles essen, ohne sich Sorgen um seine Figur machen zu müssen – Hauptsache es ist schön light. Nur, ist das tatsächlich so? Sind Lightprodukte der Weg zur schlanken Linie?

Weniger Fett, dafür mehr Zucker

Die Antwort dürfte weniger Begeisterung auslösen: Selbst wenn ein Produkt fett- oder zuckerreduziert ist – zum Abnehmen muss es deshalb noch lange nicht geeignet sein. Oftmals werden sehr fett- oder zuckerhaltige Produkte eingesetzt, um daraus Lightprodukte herzustellen. Eine um 50 Prozent fettreduzierte Salami beispielsweise enthält immer noch ca. 25 Gramm Fett pro 100 Gramm. Zum Vergleich: Ein ganz normaler Kochschinken vom Metzger Ihres Vertrauens hat lediglich 5 Gramm Fett pro 100 Gramm. Vor allem bei den für die Darmgesundheit angeblich so gesunden Lightjoghurts sollte man sich nie nur am ausgewiesenen Fettgehalt orientieren. Fett ist der Geschmacksträger schlechthin. Er sorgt dafür, dass Mahlzeiten nach etwas schmecken beziehungsweise unterstreicht ihren Eigengeschmack. Wird dieses Fett dem Joghurt künstlich entzogen, wird das Produkt auch ziemlich fad. Das wiederum gleicht der Hersteller dann mit der Zugabe von Zucker (oder auch Süßstoff) aus. So steht auf dem Joghurtbecher dann zwar »0,1 Prozent Fett«, gleichzeitig enthält er aber reichlich Zucker und damit Kohlenhydrate, und diese locken das Masthormon Insulin ins Blut. Außerdem gewöhnt sich der Geschmackssinn beim ständigen Genuss solcher Lightprodukte an die ständige Süße, und durch das unentwegte Auslösen von Insulinreaktionen wird das Verlangen nach Süßigkeiten immer weiter gesteigert.

Wie light noch hungriger macht
Andere Lightprodukte enthalten statt Zucker Süßstoff oder Zuckeraustauschstoffe. Künstliche Süßstoffe stehen schon lange im Verdacht, dass sie nicht beim Abnehmen helfen, sondern – im Gegenteil – sogar dick machen. Einen direkten Zusammenhang zwischen Diabetes Typ 2 und dem Konsum künstlicher Süßstoffe zeigte eine Studie, die in der Fachzeitschrift »Diabetes Care« veröffentlicht wurde. Normalerweise kann der Körper durch den Süßegrad einer Speise – so die These – die Energiemenge einschätzen und steuert so die Nahrungsaufnahme. Man isst also zum Dessert nur ein Stück Kuchen oder eine Süßspeise. Durch den vermehrten Konsum von Süßstoffen verliert sich diese Wirkung der Selbstkontrolle jedoch. Der Körper verlernt gewissermaßen, die richtige Menge an Süßem einzuschätzen und man beginnt, mehr zu futtern. Dann gibt es zum Dessert eben zwei Stücke Kuchen.

Ein weiterer erheblicher Nachteil dieser Lightmahlzeiten ist auch, dass man dazu neigt, deutlich größere Mengen zu essen – denn aufgrund des eingesparten Fetts sättigen sie weniger gut als fetthaltige Produkte. Insofern ist auf der Kalorienseite überhaupt nichts gespart.

Fazit: Finger weg von light und lieber auf gesunde, frische Zutaten setzen. Wer seine Mahlzeiten selbst zubereitet, weiß genau, was in

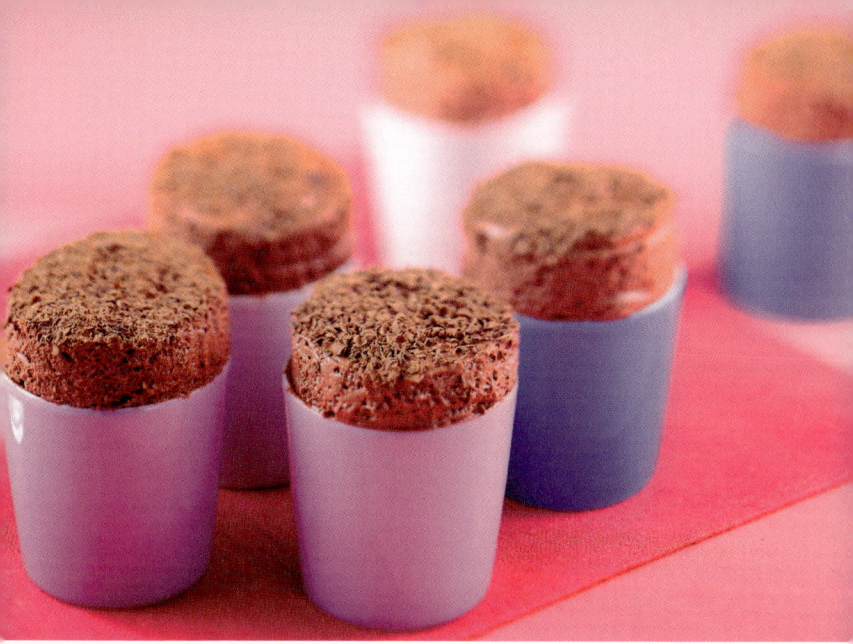

ihnen steckt. Mit den LOGI-Rezepten ab Seite 105 sind Sie auf der sicheren Seite. Aber: Es gibt keinen Grund, künstliche Süßstoffe pauschal zu verteufeln. Richtig eingesetzt können sie durchaus nützlich sein. Laut aktueller Datenlage (2010) machen Süßstoffe zwar nicht hungrig, aber genauso wenig satt. Das heißt: Sie können es allenfalls erleichtern, in Süßspeisen Kohlenhydrate einzusparen. Dick machen die Süßstoffe erst, wenn sie zum Alibi werden, nach dem Motto: Wenn ich jetzt eine Cola light (statt einer normalen Cola) trinke, dann kann ich nachher auch noch ein Eis essen. Süßes in seinen verschiedenen Abstufungen in frischen Lebensmitteln genießen lernen ist einer der ersten wichtigen Schritte, um den Zucker- und Süßstoffverbrauch insgesamt zu reduzieren.

Stevia – eine gesunde Zuckeralternative

Eine Süßkraut aus Paraguay könnte Diabetikern und Übergewichtigen Hoffnung geben: Stevia. Es hat keinen Energiewert, verursacht im Gegensatz zu Rüben- und Rohrzucker nicht die Entstehung von Zahnbelag und Karies und ist dazu noch 300-mal süßer als Zucker. Viele Menschen hierzulande schwören bereits auf Stevia als gesunde Alternative zu Zucker. Allerdings: Stevia ist in Deutschland nicht als Lebensmittelzusatz zugelassen. Woran das liegt, daran scheiden sich die Geister. Stevia wird vor allem bei der indigenen Bevölkerung als Süßstoff und Heilmittel eingesetzt. Die Süße der Pflanze entsteht durch sogenannte Stevioside. Der Geschmack entspricht in etwa künstlichem Süßstoff, allerdings mit einem leicht bitteren, lakritzartigen Nachgeschmack. Vor allem in Japan, Malaysia, Korea, China oder Thailand, aber auch in Israel und Mexiko wird Stevia angebaut und verwendet. In Neuseeland und den USA ist Stevia ebenfalls zugelassen.

Hierzulande bewegen sich die Internetverkäufer dagegen immer noch in einer Grauzone. Und nicht alle auf dem Markt als »Badezusatz« angebotenen Steviaprodukte sind von guter Qualität. Oft wird auch Fruktose, Traubenzucker oder Maltrodexin unter das weiße Steviapulver gemischt. Achten Sie beim Einkaufen des weißen Pulvers darauf, dass mindestens 95 Prozent Steviaglykoside enthalten sind und dass der Rebaudiosid-A-Anteil mindestens 60 Prozent beträgt. Vermeiden Sie Produkte, die Füll- oder Streckmittel enthalten.

Die EU-Kommission hat nun beschlossen, den aus Stevia gewonnenen Süßstoff Steviolglykosid zur Verarbeitung in Lebensmitteln zuzulassen. So hat die Europäische Behörde für Lebensmittelsicherheit (EFSA) festgestellt, dass Stevia weder krebserregend oder genotoxisch sei noch mit Störungen der Fruchtbarkeit in Verbindung gebracht werden könne.

Damit darf das Süßungsmittel nach Angaben der Interessenvertretung Stevia Council künftig in Joghurts, Müslis, Getränken, Schokolade und anderen Süßigkeiten verwendet werden.

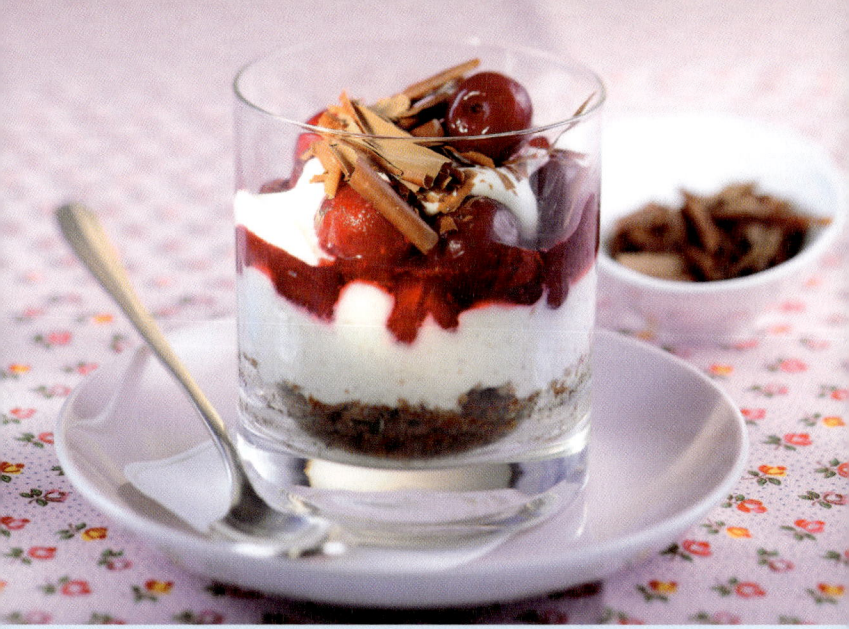

Die EU-Kommission verabschiedete zudem zwei Rechtsvor-
schriften, um die Verwendung von Lebensmittelzusatzstoffen
transparenter zu machen. Demnach gibt es zwei neue Listen.
Auf der ersten werden ab Juni 2013 Lebensmittelzusatzstoffe
geführt. Hier können Sie nachsehen, welche Zusatzstoffe für
ein bestimmtes Lebensmittel zugelassen sind. Die Liste kann
in einer Datenbank im Internet abgerufen werden. Die zweite
Liste betrifft Zusatzstoffe in Stoffen, die Lebensmitteln zugesetzt werden, wie Aromen und Nährstoffe. So ist künftig leicht
zu erkennen, dass in einigen Lebensmittelkategorien nur sehr
wenige oder überhaupt keine Zusatzstoffe zugelassen sind.
Das betrifft beispielsweise naturbelassenen Joghurt, Butter,
eingemachte Früchte, Teigwaren, frisches Brot, Honig, Mineralwasser und Fruchtsaft. Bei hoch verarbeiteten Lebensmitteln
wie Süßwaren, Snacks, Saucen und aromatisierten Getränken
sind hingegen zahlreiche Zusatzstoffe zugelassen.

Weniger Kohlenhydrate = geringere glykämische Last

Ein wichtiges Ziel bei einer Ernährungsweise nach LOGI ist, die glykämische Last Ihrer Mahlzeiten zu senken. Was steckt hinter diesem Begriff? Zuerst: Zunächst setzte man den glykämischen Index (GI) verschiedener Lebensmittel fest, um das Ausmaß der Blutzuckerwirkung vergleichen zu können. Bezogen ist der GI immer auf eine Nahrungsmenge, in der genau 50 Gramm Kohlenhydrate enthalten sind. Dieser Qualitätsindex kann das Ausmaß des Blutzuckeranstiegs nach einer Mahlzeit (postprandiale Glykämie) zu etwa 36 Prozent erklären. Im Ernährungsalltag ist der Wert des glykämischen Index allerdings wenig hilfreich. Denn neben dem glykämischen Index muss man auch die Gesamtmenge der aufgenommenen Kohlenhydrate beachten. Sie hat mit etwa 57 Prozent den größeren Einfluss auf den Blutzuckerverlauf.

Beachtet man nun beide Faktoren, lässt sich daraus die glykämische Last (GL) ermitteln. Diese errechnet sich aus dem glykämischen Index sowie dem Kohlenhydratanteil der tatsächlich verzehrten Portion der kohlenhydrathaltigen Zutaten in einer Mahlzeit. Somit erlaubt sie sehr viel genauere Aussagen zur Blutzucker- und Insulinwirkung kohlenhydratreicher Lebensmittel!

So berechnen Sie die glykämische Last
(Kohlenhydrate der Portion in Gramm × glykämischer Index) ÷ 100

Im LOGI-Guide finden Sie Tabellen mit 500 Lebensmitteln bewertet nach ihrem glykämischen Index und der glykämischen Last (siehe Seite 142).

Die glykämische Last einer Kohlenhydratmahlzeit bestimmt zu etwa 90 Prozent die postprandiale Glykämie, die übrigen rund 10 Prozent gehen auf den Eiweiß- und Fettgehalt der Mahlzeit zurück. Die Höhe der glykämischen Last zeigt über Stunden nach einer Mahlzeit die Insulinkonzentration im Blut an: Je höher die glykämische Last der Mahlzeit, desto mehr Insulin geht ins Blut. Außerdem fällt die Insulinausschüttung um so höher aus beziehungsweise steigt der Insulinbedarf nach einer Mahlzeit um so stärker an, je intensiver die Insulinresistenz an den Zellen ausgeprägt ist. Mit zunehmender

Insulinresistenz werden die Folgen für die Bauchspeicheldrüse immer gravierender. Auch treibt es die Ausbildung eines Typ-2-Diabetes um so schneller voran, je mehr raffinierte Kohlenhydrate in den Mahlzeiten stecken. Keine Sorge, Sie müssen nun keineswegs den Taschenrechner zücken und nach jeder Mahlzeit die glykämische Last berechnen. Das haben wir Ihnen abgenommen, indem die Rezepte in diesem LOGI-Buch alle entsprechend berechnet wurden. Sie sind mit ihnen absolut auf der sicheren Seite! Außerdem genügt es, sich an der LOGI-Pyramide zu orientieren.

Wie Ernährung heilen kann

Die Überlegungen zur glykämischen Last von Mahlzeiten führte in den letzten Jahren in Fachkreisen zu einem Umdenken. Es wurden Empfehlungen laut, in der Behandlung von Insulinresistenz, metabolischem Syndrom und Typ-2-Diabetes bevorzugt auf Ernährungsformen mit niedrigem glykämischem Index (GI) beziehungsweise niedriger glykämischer Last (GL) beziehungsweise mit gesenktem Kohlenhydratanteil zu setzen.

Mittlerweile wurden die Effekte dieser Ernährungsweise in vielen Studien untersucht. Mit dem Ergebnis, dass kohlenhydratreduzierte Ernährungsformen im Vergleich zu den bisher empfohlenen kohlenhydratbetonten, fettarmen Diäten die gesamte Stoffwechselsituation extrem verbessern. Das heißt nicht nur Übergewicht wird dadurch reduziert. Auch hormonelle Entgleisungen insbesondere durch zu viel Bauchfett, kommen wieder ins Lot. Die Verdauungsorgane, allen voran die Bauchspeicheldrüse, werden um so mehr entlastet, je weiter die Insulinresistenz zurückgeht und der Nüchterninsulinspiegel sinkt.

Das erreichen Sie, indem Sie einerseits weniger Kohlenhydrate zu sich nehmen und gleichzeitig eine bessere Qualität der Kohlenhydrate im Sinne des glykämischen Index (siehe Seite 40) erreichen. Stärke- und zuckerreiche Nahrungsmittel gibt es also nur in geringen Mengen – im Gegenzug heben Sie die Anteile von Eiweiß und ungesättigten Fettsäuren an. Die Grundlage einer solchen Ernährung bilden stärkearme Gemüsesorten, Salate und Früchte in Kombination mit eiweißreichen Nahrungsmitteln und hochwertigen Ölen.

Mit LOGI Zucker und Stärke reduzieren

Dafür kommen mehr gesundes Eiweiß und hochwertige Fette auf den Teller. Außerdem sieht das Essen schön bunt aus – das Auge isst mit! – denn zu Fleisch und Fisch, Eiern, Käse oder Tofu gibt es große Portionen Gemüse, Salate und Pilze – alles Lebensmittel, die von Natur aus in Sachen Kalorien kaum zu Buche schlagen. Beeren und Früchte sorgen für eine aromatische Süße. Jede Mahlzeit sättigt hervorragend, obwohl man in der Regel weniger Kalorien aufnimmt als zuvor und deshalb auch langsam und dauerhaft abnimmt. LOGI ist eine typisch mediterrane Ernährung mit geringen Stärke- und Zuckeranteilen! Viele Jahre LOGI haben gezeigt, dass keineswegs nur Menschen mit Stoffwechselstörungen von dieser Ernährungsrevolution profitieren. Auch gesunden Menschen vom Kind bis zum Senior, sportlich Aktiven wie Gemütlichen, Vegetariern wie Allesessern bietet das LOGI-Leben mehr Genuss und Lebensqualität. LOGI ist die Ernährung für die ganze Familie!

Fünf am Tag

Die Kampagne »Fünf am Tag« ist eine groß angelegte Gesundheitskampagne, der auch das Thema Übergewicht am Herzen liegt. Fünf Portionen Gemüse und Obst am Tag sollen für buntere, geschmackvollere Mahlzeiten sorgen. Doch nicht nur das: Ihr zugrunde liegt die in mehreren wissenschaftlichen Studien belegte Erkenntnis, dass Menschen, die viel Gemüse und Obst essen, seltener an Herz-Kreislauf-Erkrankungen, Schlaganfall, verschiedenen Krebsarten, Bluthochdruck, Adipositas (Fettsucht) und Typ-2-Diabetes erkranken. Seit 2002 wird die Kampagne auch von der EU gefördert.

Und nun Hand aufs Herz: Haben Sie heute schon fünf Portionen Gemüse und Obst gegessen? Zum Frühstück ein Glas Fruchtsaft getrunken? Einen Salat oder Gemüse zum Mittagessen in der Kantine bestellt? Gestern zum Abendessen ein paar Rohkoststicks verzehrt?

Gemüse und Obst essen ist ganz einfach und wie alles im Leben Gewohnheitssache. Die fällt ganz leicht, nicht nur, weil Gemüse und Obst schmecken und für jeden Geschmack etwas zu bieten haben. Sie sind auch schnell zur Hand und kurz gewaschen und gegebenenfalls geschält oder entkernt der optimale Snack für zwischendurch. Wer täglich fünf Portionen in Form von Beeren, Ananas, Möhren, Brokkoli oder Tomaten zu sich nimmt, versorgt seinen Körper nicht nur mit lebenswichtigen Vitaminen, Mineral- und Ballaststoffen, sondern aus wertvollen sekundären Pflanzenstoffen. Diese heißen in Fachkreisen auch Phytochemicals. Zu ihnen gehören beispielsweise Flavonoide (aus Rotwein), Karotinoide (aus gelbem oder rotem Gemüse), Glykosinolate (aus Meerrettich oder Kohl) und Sulfide (aus Knoblauch oder Zwiebeln). Diese wirken sich positiv auf das Wohlbefinden aus und stärken das Immunsystem. Weil LOGI nicht nur schlank macht, sondern auch ganzheitlich auf das Wohlbefinden wirkt, gilt auch hier die Empfehlung der »Fünf am Tag« mit einer kleinen Änderung: Auf dem täglichen Speiseplan sollten mindestens drei Portionen Gemüse stehen (zum Beispiel als Beilage zum Mittag- und Abendessen und als Rohkostsnack zwischendurch), ergänzt durch zwei Portionen Obst (zum Beispiel zum Frühstück oder als Zwischenmahlzeit) pro Tag.

Obst, ein echter Fitmacher

Sie machen sich Sorgen wegen der in süßem Obst enthaltenen Fruktose oder Glukose? Die gute Nachricht lautet: Die gesundheitlichen Vorteile der Früchte überwiegen aufgrund ihrer wertvollen Vitamine, Mineralstoffe, sekundären Pflanzenstoffe und Ballaststoffe. Gemüse und Obst sind echte Fitmacher, steigern die Leistungsfähigkeit und senken bestimmte Gesundheitsrisiken. Schließlich ist unser Körper seit Jahrtausenden an diese Form der Mischkost aus gesunden, frischen, vitalstoffreichen Kohlenhydraten und Ballaststoffen in Kombination mit Fleisch, Fisch und Eiern gewöhnt.

Zahlreiche wissenschaftliche Studien kamen zu dem Ergebnis, dass Menschen mit einem hohen Gemüse- und Obstkonsum deutlich seltener von den sogenannten Zivilisations- und damit ernährungsmittelbedingten Krankheiten wie Krebs und Herz-Kreislauf-Erkrankungen betroffen sind. Dies ist vor allem auf den hohen Gehalt an Vitamin C, beta-Carotin, Kalium, Ballaststoffen und sekundären Pflanzenstoffen in Gemüse und Obst zurückzuführen. Rund ein Drittel aller Krebserkrankungen wäre bei einer gesundheitsbewussten Lebensweise vermeidbar. Rauchen ist zwar nach wie vor die häufigste Ursache für die Entstehung von Krebs, wird aber nur knapp gefolgt von einer ungesunden, zu zuckerreichen Ernährungsweise.

Sekundäre Pflanzenstoffe auf einen Blick

Nehmen wir die Top-Gesundheitshelfer in Gemüse und Obst unter die Lupe. Insbesondere die sekundären Pflanzenstoffe – hinter diesem Oberbegriff verbergen sich mehr als 30.000 Substanzen mit so schillernden und schwer auszusprechenden Namen wie Karotinoide, Flavonoide, Polyphenole, Glukosinolate oder Saponine entfalten im Körper eine ganze Reihe von Schutzwirkungen. Woran liegt das? Die Pflanzenstoffe werden von Pflanzen als Schutz- oder Abwehrstoffe gegen Schädlinge, als Farb-, Duft- oder Lockstoffe und als pflanzeneigene Hormone gebildet. Ging man früher davon aus, dass sekundäre Pflanzenstoffe für die menschliche Ernährung unbedeutend sind, erkannte man in letzter Zeit die wahre Bedeutung dieser Stoffe. Im Gegensatz zu den primären Pflanzenstoffen (Kohlenhydrate, Fette, Eiweiße, Vitamine, Mineralstoffe) haben sekundäre Pflanzenstoffe keine Nährstoffeigenschaften. Sie kommen meist nur in sehr geringen Mengen vor und üben aber über die Nahrung eine schützende Wirkung auf den Menschen aus.

Schutz vor freien Radikalen

Freie Radikale nennt man sehr aggressive sauerstoffreiche Verbindungen, die in Zellen wirksam sind. Sie spielen vermutlich eine Schlüsselrolle bei der Entstehung von Krebs und Herz-Kreislauf-Erkrankungen. Normalerweise kann sich der Körper gut vor ihnen schützen, gefährlich wird es erst, wenn sie sich häufen. Besonders durch Rauchen, Umweltverschmutzung sowie Röntgen- und UV-Strahlung aber auch durch eine zu hohe Stressbelastung und zu wenig Schlaf gelangen vermehrt freie Radikale in den Körper und führen dann zu gesundheitsschädlichen Reaktionen. Sehr wirksam gegen diese freien Radikale sind die Vitamine C, E und beta-Carotin sowie der Mineralstoff Selen. Außerdem können zahlreiche sekundäre Pflanzenstoffe die freien Radikale unschädlich machen.

Radikalfänger gibt es besonders in gelben, orangeroten und roten Obst- und Gemüsearten sowie in dunkelgrünem Gemüse (zum Beispiel Möhren, Rotkohl, Spinat, Kürbis, Radicchio, Tomaten, Aprikosen, Kirschen, Erdbeeren).

- Herabsetzung des Krebsrisikos: Sekundäre Pflanzenstoffe können das Krebsrisiko senken, indem sie unter anderem verhindern, dass krebserregende Stoffe überhaupt erst entstehen oder diese aktiv werden. Sie können auf fast jeder Stufe der Krebsentstehung hemmend wirken. Mit einem erhöhten Verzehr an unbelastetem und frisch geerntetem Gemüse und Obst sinkt das Risiko, an Krebs zu erkranken (das trifft auf alle Gemüse- und Obstarten zu).

- Schutz für Herz und Kreislauf: Sekundäre Pflanzenstoffe wirken positiv auf einen zu hohen Blutdruck und einen zu hohen Spiegel an »schlechtem« HDL-Cholesterin – beides sind Risikofaktoren für Herz-Kreislauf-Erkrankungen. In Mittelmeerländern mit hohem Gemüse- und Obstverzehr wie in Griechenland, Italien, Frankreich oder Spanien leiden die Menschen deutlich seltener an Herz-Kreislauf-Erkrankungen (Äpfel, Weintrauben, Zwiebeln und alle anderen Gemüse- und Obstarten).

- Antimikrobielle Wirkung: Insbesondere scharf schmeckende Gemüse und Kräuter wirken gegen Bakterien, Viren und Pilze. Greifen Sie regelmäßig zum Beispiel zu Knoblauch, Zwiebeln, Meerrettich oder Radieschen, um Ihre Infektabwehr zu unterstützen.

- Entzündungshemmend: Knoblauch und Zwiebeln helfen gegen Entzündungen, indem ihre Inhaltsstoffe Schwellungen, Rötungen und Schmerzen lindern.

- Stärkung des Immunsystems: Wer regelmäßig Vitamin-C-reiche Beeren und Zitrusfrüchte verzehrt, mobilisiert seine Abwehrkräfte. Auch die Vitamine A, D, E und viele sekundäre Pflanzenstoffe stärken das Immunsystem.

Vitamin aus der Sonne

Vitamin D wird über die UV-Bestrahlung der Haut gebildet. So sorgt es nicht nur für starke Knochen. Neuere Forschung zeigt, dass das Vitamin eine Schlüsselfunktion für die Gesundheit hat: Das Multitalent beeinflusst Immunsystem und Psyche und hat eine große Bedeutung als Schutz vor Krebs- und Herz-Kreislauf-Erkrankungen. Genau genommen ist Vitamin D gar kein Vitamin, sondern eine Hormonvorstufe eines Hormons. Der Körper muss es nicht aus der Nahrung beziehen, sondern bildet es zum größten Teil selbst. Dazu benötigt er die Sonne. Eine andere Möglichkeit, in sonnenarmen Zeiten für einen besseren Vitamin-D-Wert zu sorgen, sind Vitamin-D-Präparate. Nur in Champignons, Shiitake-Pilzen und Avocados sind nennenswerte Mengen an Vitamin D. Alle anderen Pflanzen kommen als Quelle nicht infrage. Dazu sollte man vorher den Vitamin-D-Gehalt seines Blutes bestimmen lassen und die Präparate unter Aufsicht eines Arztes einnehmen.

Sekundäre Pflanzenstoffe sind in der Pflanze als gelbe, grüne oder rote Farbstoffe, als Duft- oder Aromastoffe vorhanden. Das heißt einen Teil der sekundären Pflanzenstoffe

- kann man sehen, zum Beispiel die rot-gelben Carotinoide in Möhren oder in Paprika, das grüne Chlorophyll in Brokkoli oder Spinat, die rot-violetten Anthozyane in Rotkohl oder blauen Trauben.

- kann man riechen, zum Beispiel Sulfide (schwefelhaltige Verbindungen) in Knoblauch oder Zwiebeln. Die Sulfide sind auch für die tränenden Augen beim Zwiebelschneiden verantwortlich.

- kann man schmecken, zum Beispiel geben Polyphenole der Chili- oder der Paprikaschote ihren scharfen Geschmack oder Glucosinolate dem Rettich oder der Kresse ihren aromatischen Geschmack.

Mit Gemüse und Obst nimmt man ungefähr 10.000 verschiedene sekundäre Pflanzenstoffe auf. Ausschlaggebend für die besondere Schutzwirkung von Gemüse und Obst ist das Zusammenspiel all dieser Inhaltsstoffe – kein Stoff kann dies alleine. Besonders gut ist es, wenn man auf Abwechslung und Vielfalt bei der täglichen Obst- und Gemüseauswahl achtet. Das fällt um so leichter, wenn Sie darauf achten, Ihr Obst möglichst frisch und frei von Schadstoffen und aus regionalem Anbau zu kaufen. Denn dann kaufen Sie auch saisonal, also Gemüse und Obst zur Erntezeit. Und dieses Angebot ändert sich je nach Jahreszeit.

(i) Ernährungswissenschaftler und Ärzte empfehlen, täglich fünf Portionen Gemüse und Obst zu essen und zwar drei Portionen Gemüse (roh und gegart) und Salat und zwei Portionen Obst. Dazu brauchen Sie keine Waage, denn die Portionen können Sie einfach mit der Hand abmessen. Das bedeutet: große Hände – große Portion, kleine Hände – kleine Portion. Bei rohem Gemüse und bei Obst im Ganzen entspricht eine Portion einer Handvoll (Apfel, Birne oder Kohlrabi), bei Beerenobst (Erdbeeren, Himbeeren, Brombeeren) und bei geschnippeltem Gemüse (zum Beispiel Brokkoli, Blumenkohl, Salat) entspricht eine Portion zwei Handvoll. Eine Portion pro Tag kann man ab und zu auch durch ein Glas reinen Obst- oder Gemüsesaft ersetzen.

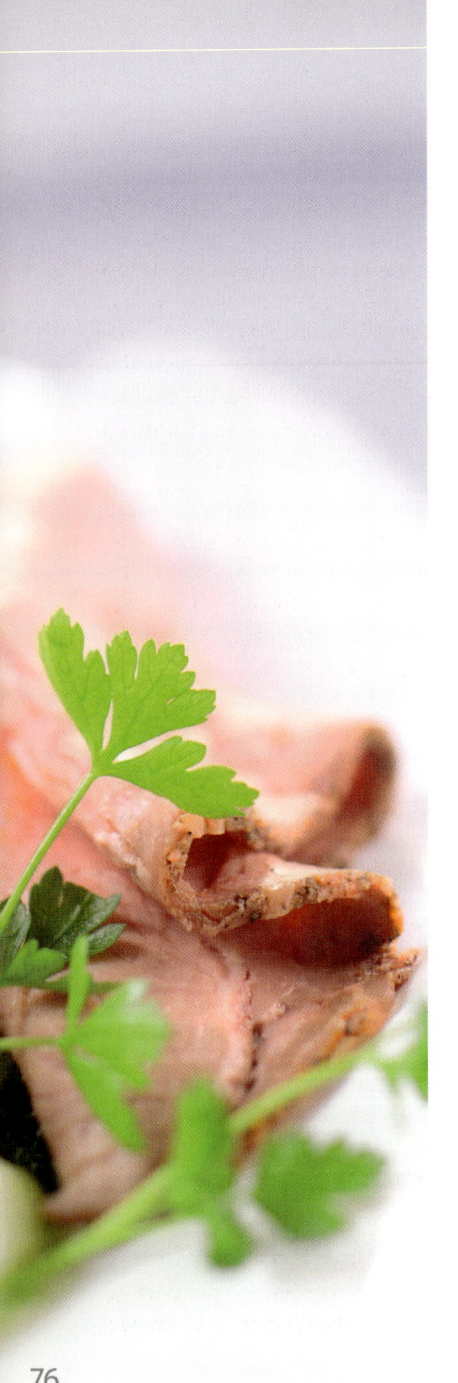

Schlank-macher Eiweiß

Trendwende auf den Tellern

Brötchen, Cornflakes und Müsli zum Frühstück, zwischendurch ein Erdbeerjoghurt, mittags eine Portion Spaghetti oder Schnitzel mit Pommes, abends dann ein paar Brotscheiben mit fettarmem Aufschnitt oder Käse, dazu ein wenig Rohkost in Form von Gürkchen oder Tomatenscheiben und untertags hin und wieder ein Äpfelchen oder ein paar Weintrauben. Wer sich so ernährt, geht in aller Regel davon aus, sich ausgewogen und gesund zu ernähren. Zumal man bei den richtigen Mengen, die auf den Tellern landen, und etwas Bewegung im Alltag seine Figur ja problemlos halten kann. Sportler, so heißt es, dürfen sogar noch ein paar Kohlenhydrate mehr bunkern.

Nach der Lektüre der letzten Seiten dürften Sie jetzt zu denen gehören, die es besser wissen: Mag ja sein, dass man sogar mit einem derart hohen Gehalt an Kohlenhydraten wie beschrieben noch in seine Jeans passt. Gesund ist eine solche Ernährung jedenfalls nach neueren Erkenntnissen nicht, denn wir sind von unserem biologischen Programm her an ein derart verzuckertes Ernährungsprogramm nicht angepasst. Und hilfreich ist es höchstens, wenn man Leistungssport treibt. Fatalerweise kommt es durch den Anstieg des Kohlenhydratanteils in der modernen Ernährung zunächst fast automatisch zu einer Verringerung von lebensnotwendigen Eiweißbausteinen (Aminosäuren) und Fettsäuren. Bei einer zu niedrigen Versorgung mit Eiweiß lassen trotz gut gefüllter Fettreserven allerdings nachweislich die körperliche und geistige Leistungsfähigkeit nach. Muskeln werden abgebaut, und darunter leidet auch das Immunsystem und es kommt zu einer erhöhten Infektanfälligkeit. Auch Alterungsprozesse werden durch Eiweißmangel beschleunigt. Die Fachgesellschaften geben 0,8 Gramm pro Kilogramm Körpergewicht als Richtlinie für alle an. Das mag die Menge sein, bei der es nicht mehr zu einer merklichen Einbuße der Leistung und der Gesundheit kommt, doch drückt diese Zahl keinesfalls die »optimale« Zufuhr aus. Viele neuere wissenschaftliche Untersuchungen sprechen dafür, dass erst bei höheren Mengen im Bereich von ein bis zwei Gramm Eiweiß pro Tag und Kilogramm Körpergewicht eine optimale Versorgung gegeben ist.

Die Ratlosigkeit unter den Verbrauchern ist groß: Was soll man denn nun essen, um schlank und gesund zu bleiben? Nach Atkins oder lieber nach der eigenen Blutgruppe, FdH oder Kensington, Low-Fat oder

Kohlsuppe, Mayo-Diät oder vielleicht lieber gleich Nulldiät? Ernährungstrends trieben in den letzten Jahrzehnten mehr als bunte und bisweilen bizarre Blüten.

In Konsequenz auf das grandiose Desaster der etablierten Ernährungslehren haben in den letzten Jahren verschiedene Wissenschaftler alternative Ernährungsweisen genauer unter die Lupe genommen. In Dutzenden kontrollierten Studien zeigt sich überdeutlich, dass man die besten Werte im Zucker- und auch im Fettstoffwechsel erreicht, wenn stärke- und zuckerreiche Kohlenhydrate deutlich eingeschränkt und dafür mehr Eiweiß und Fett verzehrt werden. Eiweiß und Fett sind also die eigentlichen Fit- und auch Schlankmacher!

Was Sie über Eiweiß wissen sollten

Lange Zeit war Eiweiß die Exzellenz im Hintergrund, wenn es ums Abnehmen ging. Ständig ging es um die bösen Fette und zuletzt auch um die Kohlenhydrate. Zwar liefert jedes Gramm Eiweiß aus Fleisch, Fisch, Soja- und Milchprodukten zunächst genauso viele Kalorien wie Kohlenhydrate. Der Körper muss allerdings mehr Einsatz bringen, um es zu verstoffwechseln, als bei Kohlenhydraten. Dabei wird ein Teil der aufgenommenen Kalorien gleich wieder verbraucht. Eiweiß ist ein echter Abnehmhelfer, und zwar nicht, indem man ihn weglässt oder einspart, sondern ganz im Gegenteil. Regelmäßig hochwertiges Eiweiß auf dem Teller hilft beim Kaloriensparen: Der Spareffekt kann bis zu 100 oder gar 200 Kalorien pro Tag je nach Körpermasse betragen. So lassen sich über den Daumen gepeilt in einem halben Jahr zwei bis vier Kilogramm Fett einschmelzen. Woran liegt das? Beim Ab- und Umbau von Eiweiß aus der Nahrung erwärmt sich der Körper. Die Wärme wird an die Umwelt abgegeben und kann nicht mehr in die Kalorienbilanz Einzug halten. Und: Ausreichend Eiweiß in der Nahrung hilft – neben regelmäßiger Bewegung –, beim Abnehmen die Muskulatur zu erhalten. Das ist wichtig. Denn die Muskeln sind die wichtigsten Verbündeten beim Abnehmen. Jedes Pfund Muskulatur verbraucht rund um die Uhr zusätzliche Energie, selbst in Ruhe und vor allem ein Vielfaches mehr als jedes Pfund Fett am Körper.

Unverzichtbar für die Gesundheit

Doch Eiweiß kann noch viel mehr: Ebenso wie die Fette (siehe Seite 90) hat es im Körper eine Sonderfunktion. Eiweiß aus pflanzlichen Quellen (zum Beispiel aus Getreide, Soja und Hülsenfrüchte) oder tierischen Quellen (zum Beispiel aus Molkereiprodukten, Fleisch und Fisch) liefert essenzielle Eiweißbausteine (Aminosäuren) sowie nicht essenzielle Eiweißbausteine. Essenzielle Aminosäuren brauchen wir unbedingt, da nur unter ihrer Mitwirkung der Aufbau von körpereigenem Eiweiß (zum Beispiel die Muskeln) möglich ist. Sie sind unentbehrlich als Bau- und Reparaturstoff der Körperzellen und an vielen Stoffwechselvorgängen beteiligt.

Der menschliche Stoffwechsel hat sich über einen sehr langen Zeitraum an eine Ernährung mit viel Fleisch und Fisch angepasst. So ist es kein Wunder, dass das Bedürfnis nach bestimmten Nahrungsbestandteilen, die man in gewissen Abständen immer durch die Nahrung aufnehmen muss, bleibt. Zudem besteht der menschliche Körper zu 15 bis 20 Prozent aus Eiweiß, das ständigen Ab- und Aufbauprozessen unterworfen ist. Denn Eiweiß ist nicht nur der Grundbaustoff für alle gesunde Zellen, sondern wird vor allem bei starken körperlichen wie auch geistig-seelischen Belastungen verbraucht.

Dabei hat es ähnlich wie die Fette diverse Sonderaufgaben im Programm: die Herstellung von verdauungsanregenden Enzymen, Hormonen (zum Beispiel Glukagon und Insulin), Antikörpern für das Immunsystem, Blutkörperchen, Faktoren für die Blutgerinnung sowie Zellen, Muskeln, Haut und Haare. Außerdem enthält Eiweiß auch lebensnotwendige Stickstoff- und Schwefelatome. Aus all diesen Gründen sollte Eiweiß also regelmäßig in der Nahrung vorkommen. Denn der Körper kann kaum Eiweiß speichern.

Es gibt 20 Aminosäuren. Mehr als die Hälfte davon sind lebensnotwendig. Die elf essenziellen heißen: Leucin, Isoleucin, Lysin, Methionin, Phenylalanin, Threonin, Tryptophan, Tyrosin, Valin, Arginin, Histidin. Die nicht essenziellen Aminosäuren kann der menschliche Körper bei Bedarf selbst herstellen.

Das Eiweiß aus tierischen Lebensmitteln wie Fleisch, Fisch, Milch und Milchprodukten besitzt eine höhere biologische Wertigkeit, da es in seiner Struktur sehr dem menschlichen Eiweiß ähnelt. Denn: Je ähnlicher das aufgenommene Eiweiß dem Körpereiweiß in seiner Aminosäurenzusammensetzung ist, desto weniger Eiweiß muss pro Kilogramm Körpergewicht aufgenommen werden, um ausreichend versorgt zu sein. Das heißt tierische Eiweißquellen liefern die essenziellen Aminosäuren in einer für den menschlichen Stoffwechsel günstigeren Zusammensetzung als die meisten pflanzlichen Eiweißbausteine (zum Beispiel aus Sojaprodukten oder Hülsenfrüchten). Hier sind vor allem Sojabohnen und andere Hülsenfrüchte gute Lieferanten. Empfehlenswert ist eine gute Kombination an tierischen und pflanzlichen Eiweißen.

Die beste Sättigungsbeilage

Bei dem nur wenig sinnesfrohen Begriff »Sättigungsbeilage« denken viele immer noch wie früher an Kartoffeln und Klöße, Nudeln oder Reis. Die machen nach dem Essen wirklich pappsatt, sorgen aber auch für ein gewisses Schweregefühl. Das wiederum schränkt die Leistungsfähigkeit nach einer solchen Mahlzeit ziemlich ein, weil es eher die Sehnsucht nach einem Nickerchen schürt. Nun ist dieser – wenig angenehme – Sättigungseffekt von recht kurzer Dauer, weshalb die genannten Lebensmittel ihren Zusatznamen eigentlich gar nicht verdienen. Auf der Rangliste der echten Sattmacher stehen sie deshalb weit hinten.

Zu den Top 3 zählen Ballaststoffe aus Gemüse, Obst und Hülsenfrüchte, ein großes Nahrungsvolumen und natürlich Eiweiße. Viele Studien kommen zum selben Ergebnis: Eiweißreiche Mahlzeiten machen besser und länger satt als vergleichsweise eiweißarme, kohlenhydratreiche Varianten. Der Vorteil: Ihr Sättigungseffekt ist nicht nur anhaltend, sie sind auch nicht beschwerend. Verantwortlich hierfür ist möglicherweise das Zusammenspiel verschiedener Sättigungshormone, deren Produktion durch Eiweiß angeregt wird.

Ganz nebenbei hat Eiweiß noch einen weiteren Energie-Spar-Effekt: Nach einer eiweißreichen Mahlzeit steht man nicht nur gut gesättigt auf; der Effekt hält und hält und hält. Man bleibt einfach länger satt, denn der Körper ist einige Zeit mit dem Verstoffwechseln beschäftigt. Das ist insofern toll, als man so längere Essenspausen einhält, ohne sich dazu zwingen zu müssen, seine Bauchspeicheldrüse schont und den Insulinspiegel schön flach hält. Heißhungerattacken haben so gar keine Chance: Rindersteak mit gegrilltem Gemüse, Rührei mit Krabben oder gegrillter Fisch mit einem frischen Salat verweilen eben länger im Magen. Genießen Sie zu den Hauptgerichten ruhig große Portionen Gemüse: Dieses sättigt schnell und gut, weil seine Ballaststoffe und der hohe Wasseranteil für viel Gewicht und Volumen im Magen sorgen – und das fast ohne Kalorien! Eiweiß sowie Fett aus der Mahlzeit sorgen dann für den lang anhaltenden Sättigungseffekt. Und nicht nur das: Die nächste Mahlzeit fällt dann unter Umständen auch weniger üppig aus, weil man auf dem Teller gar nicht mehr viel zum Satt- und Glücklichsein braucht.

Vergleiche mit gängigen Diäten belegen: Je eiweißreicher die Kost, desto effektiver der Fettabbau bei den Studienteilnehmern. Dies ist natürlich auch auf die kalorienverbrennende Wirkung von Eiweißen zurückzuführen. Um diese positiven Abnehmeffekte des Eiweißes richtig auszukosten, sollten Sie täglich 20 bis 25 Prozent der Gesamtenergie aus Eiweiß aufnehmen. Mehr muss und soll nicht sein. Denn die Aminosäuren im Eiweiß enthalten auch Stickstoff, den man unbedingt als Harnstoff über die Nieren beziehungsweise den Urin ausscheiden muss, weil er sonst den Körper vergiften würde. Gesunde Nieren passen sich an eine höhere Eiweißzufuhr an. Sie wachsen und vergrößern damit ihre Funktionseinheiten. Bei einem gesunden erwachsenen Mann von 80 Kilogramm Körpergewicht kann das Entgiftungssystem von Leber und Nieren einen Konsum von bis zu 250 Gramm Eiweiß pro Tag ohne Weiteres bewältigen. Doch um derartige Riesenmengen geht es bei LOGI nicht. Also – durch erhöhten Eiweißkonsum schädigt man nicht die Nieren – man trainiert sie. Vorsicht ist nur bei bereits bestehender Nierenerkrankung geboten. Wer unter Nierenerkrankungen leidet, muss seinen Eiweißkonsum genau im Blick behalten. Hier wird eine Eiweißzufuhr von bis zu 0,8 Gramm je Kilogramm Körpergewicht empfohlen.

Fragen und Antworten

Steigt durch höheren Eiweißkonsum mein Cholesterinspiegel?

Wenn man seine Kohlenhydrataufnahme langfristig senkt und dafür den Eiweißgehalt in der Nahrung durch tierische oder pflanzliche Proteine entsprechend erhöht, sinken der Gesamtcholesterinspiegel, das »böse« LDL- und VLDL-Cholesterin sowie die Triglyzeride. Gleichzeitig steigt das »gute«, herzschützende HDL (high density lipoprotein) -Cholesterin. Bei Menschen mit Übergewicht und viel Bauchfett ist meist das LDL-Cholesterin nicht sonderlich hoch. Ihr Problem ist eher das Missverhältnis von viel zu niedrigem HDL-Cholesterin und viel zu hohen Triglyzeriden. Diese Konstellation steigert das Herz-Kreislauf-Risiko enorm. Und genau das kann man durch weniger Zucker und Stärke und durch mehr Eiweiß und Fett deutlich verbessern.

Übersäuert der Körper nicht durch zu viel Eiweiß?

Eiweißreiche Produkte sind in Verruf geraten, den Körper zu »übersäuern«. Tatsächlich kommt es zunächst im Körper ganz kurzfristig zu einem Säurenüberschuss, wenn mit der Nahrung viele eiweißreiche Lebensmittel wie Fleisch, Geflügel und Fisch oder auch Getreideprodukte aufgenommen werden. Doch blitzschnell entschärft der Körper zum eigenen Schutz die Säuren mithilfe eines ausgeklügelten Puffersystems. So scheidet er Säure über die Atemluft und über den Urin aus. Wenn das nicht reicht, um einen normalen Blut-pH-Wert zu erzielen, baut er schnell chemisch Puffersubstanzen auf. Dafür braucht er Kalzium. Deswegen können extrem eiweißreiche, kohlenhydratarme Diäten das Risiko bergen, eine Knochenentkalkung zu begünstigen. Das gilt aber nur unter der Bedingung, dass die Nahrung selbst keine oder kaum Basenlieferanten beinhaltet. Denn wenn man gleich die große Eiweißportion mit einer großen Portion Gemüse, Salat und Kräutern kombiniert, sorgen diese Basenlieferanten von vorneherein für einen ausgewogenen Säure-Basen-Haushalt. Keine Angst also – bei LOGI ist das Essen zwar insgesamt eiweißreicher, aber die Mahlzeiten sind nicht säureüberschüssig. Denn die Säurebildner Fleisch, Geflügel, Fisch und Käse werden immer von großen Portionen der Basenbildner Salat, Gemüse oder Obst begleitet. Zusätzlich schrumpfen die Portionen der säurebildenden Getreideprodukte auf kleine Beilagen.

Eiweiß für starke Knochen

Jede dritte Frau und jeder fünfte Mann über 50 Jahren auf der Welt ist heute von der Volkskrankheit Osteoporose betroffen oder gehört zur Risikogruppe. Typisch für die Erkrankung ist eine Störung des Knochenstoffwechsels, wodurch die Knochenmasse über das normale, alterungsbedingte Maß hinaus abnimmt und die Knochenstruktur geschwächt wird. Dabei ist Osteoporose kein unabwendbares Schicksal. Verschiedene Faktoren begünstigen ihre Entstehung. An erster Stelle steht Bewegungsmangel. Auch ein Vitamin-D-Mangel, der durch zu wenig Sonnenbestrahlung entsteht, fördert die Osteoporose. Am Eiweiß liegt es jedenfalls nicht – wie erwähnt. Bedenklich wird es nur, wenn Säure und Basen nicht im Gleichgewicht sind. Entscheidend ist deshalb, bei reichlichem Eiweißgenuss genügend Basenbildner in einer Mahlzeit zu haben. Bei einem hohen Anteil an basenbildenden Gemüse und Obst besteht kein Grund zur Sorge. Deshalb sollten zu Fleisch-, Geflügel-, Fisch- und Käsemahlzeiten immer große Portionen Salat, Gemüse oder Obst serviert werden – immer unter Verzicht von stärkehaltigen Speisen wie Kartoffeln, Nudeln & Co.! Unter diesen Voraussetzungen verbessert eine hohe Eiweißzufuhr nach neuesten wissenschaftlichen Studien sogar die Knochengesundheit.

Ist zu viel Eiweiß giftig?

Als oberster Richtwert gilt eine Eiweißaufnahme von etwa 35 Prozent. Wenn man die allerdings mehrere Tage hintereinander überschreitet, wehrt sich der Körper dagegen. Es kommt zu Beschwerden wie Schwindel, Kopfsausen, Durchfall, plötzlichen rapiden Gewichtsverlust und anderen Symptomen. Der Appetit schwindet, und so zwingt einen der Körper dazu, automatisch die Eiweißzufuhr einzuschränken. Kein Wunder also, dass bei gesunden Menschen nie eine toxische Wirkung von Eiweiß nachgewiesen wurde.

Bei einer Ernährung im Sinne der LOGI-Methode ist die Komposition der Nährstoffe untereinander ausschlaggebend für ihren hohen gesundheitlichen Nutzen. Damit das Säure-Basen-Gleichgewicht im Lot bleibt, achten Sie ganz einfach darauf, Fleisch-, Geflügel-, Fisch- und Käsemahlzeiten grundsätzlich zusammen mit den starken Basenbildnern einer großen Portion Salat, Gemüse oder Obst zu verzehren. Das vermeidet einen eiweißbedingten Säureüberschuss im Körper.

Erhöhen tierische Lebensmittel nicht das Gichtrisiko?

Tierische Lebensmittel enthalten viele Purine. Das sind für den Menschen lebenswichtige Bausteine für den Zellaufbau. Gefährlich werden sie erst, wenn mehr Purine im Körper vorhanden sind als notwendig. Normalerweise werden überschüssige Purine bei einem gesunden Menschen zu Harnsäure abgebaut, die dann über die Nieren oder zu einem geringen Teil auch über den Darm ausgeschieden wird. Ein akuter Gichtanfall mit heftigen Schmerzen meist im Großzehengelenk, Rötung, Schwellung und Überwärmung des Gelenks, Schmerzen bei der Bewegung und sogar Fieber ist Folge einer Störung im Purinstoffwechsel, deren Auslöser ein physiologisches Ungleichgewicht ist: Einerseits werden zu viele Purine zu Harnsäure abgebaut, andererseits wird zu wenig Harnsäure ausgeschieden. Wenn daraufhin der Harnsäurespiegel im Blut dauerhaft zu hoch ansteigt, stellt dies ein Gesundheitsrisiko dar. In der Fachsprache nennt man das Hyperurikämie. Es bilden sich Harnsäurekristalle, die sich in Organen, aber vor allem in Gelenken ablagern und zu schmerzhaften Reizungen, Entzündungen oder zum Gichtanfall führen können.

Selten ist die Ursache ein rein genetischer Defekt. Typische Ursachen sind vielmehr bei einer entsprechenden Veranlagung Überernährung beziehungsweise Übergewicht, insbesondere beim Fettansatz im Oberkörperbereich. Denn dieser Fettansatz bedingt eine Störung des Insulinhaushalts – nicht des Eiweißstoffwechsels! Man nennt das Insulinresistenz und deren direkte Folge ist ein hoher Insulinspiegel. Darauf beruht dann das berühmt berüchtigte metabolische Syndrom. Hohe Insulinkonzentrationen hemmen jedenfalls die Harnsäureausscheidung über die Nieren. Da Kohlenhydrate besonders viel Insulin locken, garantiert eine kohlenhydratreiche Kost bei Insulinresistenz besonders hohe Insulinkonzentrationen. Und so kann die Gicht auch eine Folge einer zu kohlenhydratbetonten Ernährung sein. Regelmäßig zu viel Alkohol verschärft noch die Situation. Denn Alkohol hemmt ebenfalls die Harnsäureausscheidung über die Nieren. Wer schlank ist und nicht übermäßig zum Glas greift, hat aber bei einer hohen Purinzufuhr kein Gichtrisiko. Eine Ernährung nach LOGI hilft,

Fettpolster einzuschmelzen und den Insulinspiegel zu senken. Das wiederum fördert die Harnsäureausscheidung über die Nieren. Durch die Gewichtsabnahme sinkt ein möglicherweise überhöhter Harnsäurespiegel zusätzlich. Deswegen ist bei einer kohlenhydratarmen Ernährung trotz der hohen Mengen von purinhaltigen Lebensmitteln kein Gichtrisiko gegeben!

Vielleicht kennen Sie die Ernährungspyramide der Deutschen Gesellschaft für Ernährung (DGE). Im Vergleich zu dieser werden in der LOGI-Pyramide (siehe Seite 45) einige Empfehlungen geradezu auf den Kopf gestellt. Das ist durchaus berechtigt. Denn die DGE gibt nur Ernährungsempfehlungen zur Gesundheitsvorbeugung. Dabei handelt es sich um Empfehlungen, wie gesunde Menschen vermutlich gesund bleiben können. Bei der LOGI-Methode hingegen handelt es sich um ein vielfach erprobtes therapeutisches Konzept, mit Empfehlungen, für die die DGE nicht zuständig ist: Die Ernährungstherapie für Menschen mit Insulinresistenz und ihren Folgeerkrankungen. Die im Jahr 2005 veröffentlichte DGE-Pyramide basiert im Wesentlichen noch auf den Ernährungsempfehlungen für eine »Vollwertkost« mit reichlich Kohlenhydraten aus dem Jahr 1956. Zwar entwickelt die DGE ihre Empfehlungen weiter, aber diese bewegen sich in sehr engen Grenzen: Noch immer hält die Ernährungsgesellschaft deshalb an den Kernaussagen fest, tierische Nahrungsmittel wie Fleisch, Geflügel, Fisch und Eier nur ab und zu auf den Tisch zu bringen und sich dafür an kohlenhydratreichen Getreideprodukten, Kartoffeln, Reis etc. satt zu essen.

Die besten Eiweißquellen

- Die besten Eiweißquellen sind fettarmes Fleisch, Geflügel, Fisch, Milch und Milchprodukte sowie Hülsenfrüchte. Achten Sie insbesondere beim Kauf von Fleisch und Fisch auf eine gute Qualität, die durch eine artgerechte Haltung erzielt wird. Am besten kaufen Sie Geflügel und Fleisch beim Metzger Ihres Vertrauens, den Sie auch fragen können, woher die Tiere stammen und wie sie aufgezogen wurden. Beim Fischkauf hilft das Umweltsiegel des World Wide Fund for Nature, WWF, der so die biologische Vielfalt der Meere bewahren, erneuerbare Ressourcen nachhaltig nutzen und die Umweltverschmutzung verringern möchte. Auch das Siegel des Marine Stewardship Councils (MSC) steht für nachhaltigen und umweltschonenden Fischfang. Geben Sie grundsätzlich Fischsorten aus dem Meer den Vorzug. Denn neben dem leicht verdaulichen Eiweiß liefern Salzwasser- im Gegensatz zu Süßwasserfischen auch noch das stoffwechselfördernde Jod.

- Besonders empfehlenswert – auch für eine gesunde Darmflora – sind fermentierte Milchprodukte: Sauermilchprodukte wie Joghurt, Kefir, Butter- oder Sauermilch regen den Stoffwechsel und das Immunsystem an.

- Bevorzugen Sie Milch und Milchprodukte mit natürlichem Fettgehalt. Diese schmecken und sättigen besser und sind nährstoffreicher als fettarme Sorten. Milch gilt nicht um sonst als Grundnahrungsmittel, enthält sie doch nicht nur viel Eiweiß, sondern auch Vitamine (A, D, E, K, B-Vitamine) und wichtige Mineralstoffe wie Kalzium und Phosphor sowie essenzielle Aminosäuren. Beim Genuss von Milch sollten Sie beachten, dass sie durch den Milchzucker auch reichlich Kohlenhydrate enthält, weshalb sie nur in Maßen konsumiert werden sollte. Bei einer Milchzuckerunverträglichkeit kann man inzwischen überall laktosefreie Milchprodukte kaufen. Auch Sojamilch ist eine Option. Haferdrink oder Reisdrink sind hingegen keine guten Eiweißquellen.

- Eier sind für die Deckung des Eiweißbedarfs eine unschätzbare Quelle und extrem vielseitig in der Zubereitung. Allerdings gleicht nicht jedes Ei dem anderen. Ob braun oder weiß macht geschmacklich keinen Unterschied und ist erblich bedingt. Werfen Sie jedoch beim Kauf eines Eis immer einen Blick auf den Stempel, den mittlerweile jedes in der EU verkaufte Ei tragen muss. Vor allem die erste Ziffer am Anfang des zehnstelligen Codes gibt Auskunft darüber, wie die Hühner gehalten wurden. Bevorzugen Sie Eier aus Bio-Freilandhaltung. Wenn Sie ganz genau wissen möchten, woher ihr Ei stammt, können Sie dessen Erzeugungscode unter www.was-steht-auf-dem-ei.de eingeben. Übrigens: Eier sind definitiv nicht für einen hohen Cholesterinspiegel verantwortlich.

- Hülsenfrüchte sind hervorragende Eiweißquellen, in denen darüber hinaus noch wertvolle Ballaststoffe, Vitamine, Mineralstoffe und Spurenelemente stecken. Entdecken Sie, wie vielseitig die Zubereitungsmöglichkeiten für Kichererbsen & Co. sind.

- Eine Handvoll Nüsse (etwa 30 Gramm) pro Tag ist eine feine Ergänzung vieler Gerichte und ein Knabbergenuss, von dem der Körper, die grauen Zellen und das Herz profitieren. Wählen Sie immer wieder eine andere Sorte, zum Beispiel Haselnüsse, Walnüsse, Erdnüsse, Mandeln oder Cashewkerne, Pekan- oder Paranüsse. Nüsse sind der ideale Snack für zwischendurch, sollte sich der Hunger doch mal melden.

Eiweißpräparate

Manche Menschen finden es nicht sehr einfach, ihren Eiweißbedarf allein über natürliche Nahrungsmittel und Zutaten zu decken. Das kann an einer Abneigung gegen bestimmte tierische Produkte oder Unverträglichkeiten oder Allergien gegen bestimmte Eiweiße sein. Wer sich deswegen beim Eiweißverzehr zurückhält, geht damit ein Gesundheitsrisiko ein. Das gilt insbesondere in Hinblick auf das Gewicht, den Stoffwechsel, die Muskeln und das Immunsystem. In solchen Fällen sind hochwertige Eiweißpräparate durchaus empfehlenswert. Achten Sie dabei unbedingt auf die Liste mit den Inhaltsstoffen: »Reines tierisches Eiweiß« lässt darauf schließen, dass vor allem Gelatine oder große Mengen an reinem Kasein enthalten sind. Gelatine ist von niedrigster biologischer Wertigkeit und für die hochwertige Nahrungsergänzung gar nicht geeignet. Kasein ist zwar auch nicht besonders hochwertig, wird aber wegen der langsamen und kontinuierlichen Verfügbarkeit geschätzt. Auch reines Sojaeiweiß ist nicht hochwertig genug. Sehr empfehlenswert sind hingegen Präparate, die entweder zu einem Großteil aus Molkeeiweiß (Laktalbumin) oder Eiprotein (Eialbumin) bestehen oder auf Basis von Sojaeiweiß durch Beimischen von Molkeeiweiß beziehungsweise Magermilchpulver aufgewertet wurden.

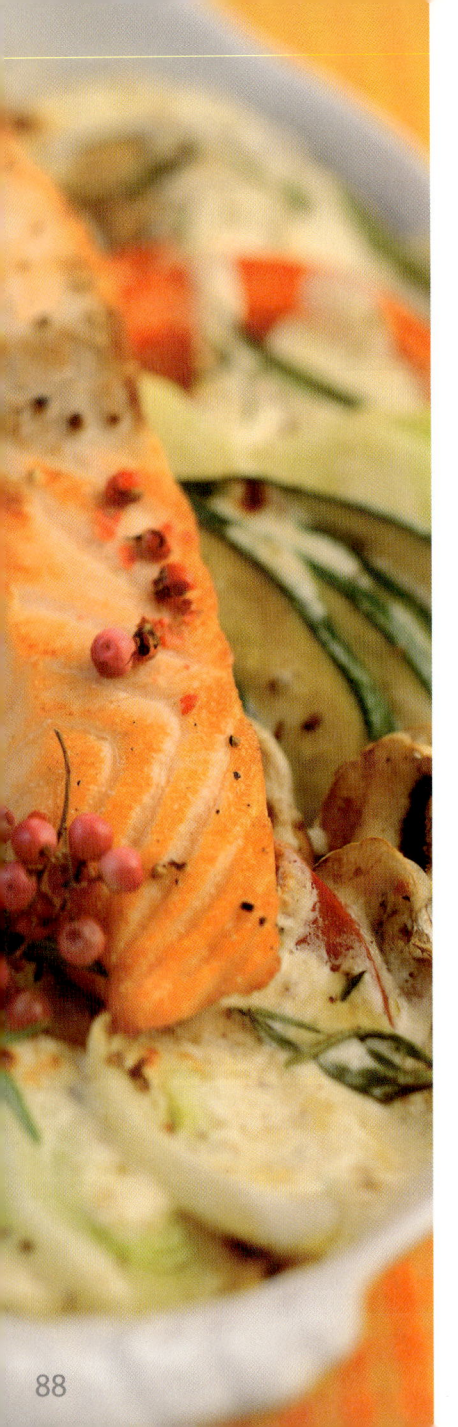

Gesunde Fette!

Warum fettarm essen nicht schlank macht

Wie kam es zu dem so weit verbreiteten Irrtum, dass eine gesunde, schlank machende Ernährung fettarm sein sollte? Wieso konnte die Low-Fat-Ernährung im letzten halben Jahrhundert – auch in Fachkreisen – einen derartigen Siegszug antreten? Tatsächlich schlich sich hier bereits vor vielen Jahren ein Denkfehler ein. Denn jede Ernährungsempfehlung sollte nicht nur dazu dienen, ein erreichtes Wunschgewicht zu halten oder ein paar Pfunde einzuschmelzen – sondern in erster Linie dabei helfen, ein Leben lang gesund, leistungsfähig und schlank zu bleiben.

Mit dem steigenden Wohlstand nahm in der zweiten Hälfte des 20. Jahrhunderts die Anzahl übergewichtiger Menschen in der Gesamtbevölkerung zu. Vertreter der Ernährungslehre kamen damals zu dem Schluss, dass dafür eine zu hohe Fettzufuhr in der Nahrung verantwortlich sei. Schließlich liefert der Nährstoff Fett mit neun Kilokalorien pro Gramm mehr als doppelt so viel Energie wie Kohlenhydrate und Eiweiß mit jeweils vier Kilokalorien pro Gramm. Fazit: Es ist das fettreiche Essen, das auf Dauer fett macht. Vor diesem Hintergrund empfahl und empfiehlt auch die Deutsche Gesellschaft für Ernährung (DGE) traditionell eine fettarme Ernährung mit nicht mehr als 30 Prozent Energie aus Nahrungsfetten. Stattdessen soll man sich an Kohlenhydraten satt essen. Fairerweise galt diese Empfehlung nur für »vollwertige« Kohlenhydratquellen wie Vollkornbrot & Co., nicht für die heute so beliebten und weitverbreiteten Weißmehlprodukte, Pommes, Nudeln und Süßkram.

Diese Kampagne führte schließlich dazu, dass man in vielen Ländern der westlichen Welt der guten Figur zuliebe fettärmer aß. Die Nahrungsmittelindustrie unterstützte den Trend und begann seither, munter Produkte in Low-Fat- beziehungsweise Lightvarianten zu produzieren, ein Dilemma für die braven Fettsparer, die trotzdem oder gerade deswegen immer dicker wurden.

Nun wurde in den letzten Jahren in zahlreichen Studien nachgewiesen, dass fettreduzierte, kohlenhydratbetonte Diäten nur einen äußerst geringen Beitrag in Sachen Gewichtskontrolle leisten konnten. Der Fehler war dabei sozusagen systemimmanent. Und: Sie fördern einen Mehrkonsum und unter Umständen sogar unerwünschte Stoffwechselreaktionen. Denn bei einer stark kohlenhydratreichen Ernährung wird der Körper ja dank des unermüdlich wirkenden Masthormons Insulin dazu angeregt, mehr zu essen und schließlich auch mehr Fett zu speichern. Low-Fat ist damit gnadenlos out. In der Ernährung nach LOGI lautet eine wichtige Devise deshalb: mit Fett gegen das Fett!

Was Sie über Fette wissen sollten

Fett ist der energiereichste Nährstoff für den Organismus. Und: Fette dienen dem Körper als Energieträger und wie die Aminosäuren aus Eiweiß als wichtige Komponenten im Zellstoffwechsel. Darüber hinaus dienen Fette als Bauteile für Struktur- und Zellmembranen. In den Fettspeichern von Pflanze und Tier befinden sich auch die fettlöslichen Vitamine, die wir uns durch Verzehr zunutze machen. Essenzielle Fettsäuren sind Voraussetzung für die Produktion zahlreicher Hormone, die zahllose Körperfunktionen und die Immunabwehr steuern. Nicht zuletzt ist Fett der Geschmacksträger schlechthin und hilft dabei, den Eigengeschmack der Speisen zu unterstreichen. Denn alle Aromen sind fettlöslich: Erst in Kombination mit Öl entfalten fettfreie Lebensmittel wie zum Beispiel Gemüse, Gewürze oder Kräuter ihren vollen Geschmack so intensiv, dass man ihn überhaupt erst richtig wahrnehmen und schließlich auch genießen kann.

Auch bei der Regulation des Blutzuckerspiegels spielen Fette eine wichtige Rolle. Sobald Sie Kohlenhydrate zusammen mit Fetten oder Ölen verzehren, zum Beispiel etwas Baguette mit Olivenöl oder Nudeln mit Roquefortsauce, steigt der Glukosewert im Blut deutlich langsamer an. Denn die Speise liegt länger im Magen, und folglich werden die Kohlenhydrate im Dünndarm später und langsamer gespalten, da der Körper zugleich auch das Fett verdauen muss. Um gesund zu bleiben und genussvoll zu essen, ist Fett lebensnotwendig und gehört jeden Tag auf den Teller!

Es ist wissenschaftlich erwiesen, dass die gefürchteten Blutfette sinken, wenn man einen Teil der Kohlenhydrate in der Nahrung durch Fett ersetzt. Das gilt für einfach ungesättigte wie auch für die mehrfach ungesättigten Omega-3-Fettsäuren.

Und während der Gesamtcholesterinspiegel, die Konzentration von »schlechtem« LDL-Cholesterin und die Triglyzeride abnehmen, steigt das herzschützende »gute« HDL-Cholesterin an. Bei dieser Ernährungsumstellung sinken neben diesen Fettparametern auch erhöhte Blutzucker- und Insulinkonzentrationen und ein erhöhter Blutdruck. Insgesamt kann eine fettreiche Kost auf diese Weise das Herz-Kreislauf-Risiko deutlich senken!

Problematisch wird eine hohe Fettzufuhr erst dann, wenn gleichzeitig auch viele Kohlenhydrate verzehrt werden. Reduziert man letztere, entwickeln sich ganz andere und vor allem ausschließlich vorteilhafte Stoffwechselverhältnisse. Die günstigen Effekte einer Ernährungsumstellung nach LOGI kann man bereits bei gesunden Menschen beobachten. Wenn aber Fett- und Zuckerstoffwechselstörungen vorliegen, vor allem bei Übergewichtigen mit Insulinresistenz und metabolischem Syndrom, sind die Erfolge noch ausgeprägter! Gleiches gilt für den Typ-2-Diabetes: Bei einer Diät mit rund 40 bis 50 Prozent Fett aus überwiegend einfach ungesättigten Fettsäuren, mehr Omega-3-Fettsäuren und entsprechend niedrigem Kohlenhydratanteil verbessert sich der entgleiste Stoffwechsel deutlich.

So sinkt durch die LOGI-Methode auch dann, wenn sich am Körpergewicht nichts nennenswert ändern sollte, das Herzinfarkt- und Schlaganfallrisiko. Wer dabei zusätzlich abnimmt, was ziemlich wahrscheinlich ist, erzielt um so bessere Ergebnisse.

Das Fette-Einmaleins

Vom chemischen Aufbau her sind alle Nahrungsfette gleich. Sie bestehen aus Alkohol (Glyzerin) und ein bis drei – unter Umständen sehr unterschiedlichen – Fettsäuren. Bei den Fettsäuren handelt es sich um organische Verbindungen (Kohlenwasserstoffverbindungen) – entweder in kurz- oder langkettiger Form.

Zudem verfügen die verschiedenen Fettsäuren über unterschiedlich viele Doppelbindungen. Nach ihrer Herkunft unterscheidet man Fette in pflanzliche oder tierische Fette.

Gesättigte Fettsäuren

Gesättigte Fettsäuren sind die einfachsten Formen der Fettsäuren. Hier liegen nur Einfachbindungen zwischen den Kohlenstoffatomen vor. Sie lassen die Menge an unerwünschtem,»schlechtem« LDL-Cholesterin steigen und gelten daher als ungesund. Diese Einschätzung ist allerdings irreführend, denn sie erhöhen gleichzeitig auch das »gute« HDL-Cholesterin, sodass sich im Verhältnis von »gut« zu »schlecht« nichts ändert. Gesättigte Fettsäuren stecken in allen tierischen und pflanzlichen Fetten – allerdings oft in tierischen Lebensmitteln wie Butter, Käse, Sahne, Schweine- oder Gänseschmalz, Fleisch und Wurst – in höheren Anteilen. Die meisten gesättigten Fettsäuren überhaupt finden sich Kokos- und Palmkernfett. Die Butter ist das einzige tierische Fett, das zu mehr als 50 Prozent aus gesättigten Fettsäuren besteht. Allerdings sind ein Großteil davon kurze Fettsäuren, die als schnelle Energielieferanten dienen und gar keinen Einfluss auf den Cholesterinspiegel haben. Außerdem stecken in Milchfett auch viele ungesättigte Fettsäuren. Nachdem Milchfett für das Überleben von Nachkommen gedacht ist, wäre es auch ein Wunder, wenn es dem Körper schaden würde.

Ungesättigte Fettsäuren

Ungesättigte Fettsäuren kommen in vielen Formen vor. Sie werden, abhängig von den Doppelbindungen, in einfach und mehrfach ungesättigte Fettsäuren unterschieden. Einige dieser Fettsäuren sind für den Menschen essenziell (lebensnotwendig), da sie nicht aus anderen Fettsäuren gebildet werden können. Das gilt beispielsweise für die Linolsäure und die alpha-Linolensäure. Essenzielle Fettsäuren können direkt mit den Zellkernen und damit den Genen kommunizieren und ihnen gezielt Botschaften senden, mehr oder weniger spezifische Proteine zu bilden.

- Einfach ungesättigte Fettsäuren haben eine Reihe von gesundheitlichen Funktionen im Körper. Der Körper kann sie auch selbst herstellen. Deshalb sind sie nicht »essenziell«. Sie können beispielsweise dazu beitragen, die Cholesterinwerte zu verbessern und die Arterien zu schützen. Ölsäure ist zum Beispiel eine einfach ungesättigte Fettsäure. Sie kommt reichlich in qualitativ hochwertigem Olivenöl vor. Eine gute Quelle ist auch Rapsöl. Dieses hat gegenüber Olivenöl noch einen weiteren gesundheitlichen Vorteil: Es bietet auch noch etwas Omega-3-Fettsäure (alpha-Linolensäure). Einfach ungesättigte Fettsäuren findet man auch reichlich in Nüssen und Samen sowie Avocados. Bei LOGI sollen Sie regelmäßig davon essen, weil die einfach ungesättigten Fettsäuren alle Blutfettwerte positiv beeinflussen. Sie senken das LDL-Cholesterin und können das »gute« HDL-Cholesterin leicht anheben und den Blutdruck senken.

- Zu den mehrfach ungesättigte Fettsäuren gehören die Omega-6- und Omega-3-Fettsäuren, die in vielen pflanzlichen und tierischen Fetten enthalten sind. Diese essenziellen Fettsäuren können vom Körper nicht selbst gebildet werden. Aus den mehrfach ungesättigten Fettsäuren werden eine Vielzahl von Gewebshormonen hergestellt, die unsere Körperfunktionen steuern, zum Beispiel bei der Regulation vieler Stoffwechselprozesse, bei der Vermehrung von Zellen, bei Entzündungsreaktionen und bei der Blutgerinnung. Sie sind schon in minimalen Konzentrationen hoch aktiv. Man muss sie aber regelmäßig zusammen mit der Nahrung aufnehmen, sonst kommt es zu Funktionsstörungen und schließlich zu Erkrankungen. Mehrfach ungesättigte Fettsäuren können u. a. auch dazu beitragen, den Cholesterinspiegel zu senken.

Warum einfach ungesättigte Fettsäuren so gesund sind? Die vorherrschenden Fettquellen in der Evolution des Menschen waren tierische Fette, das heißt Organ- und Bauchfett aus Wildfleisch sowie das Knochenmark. Und darin dominierte die Ölsäure, die wichtigste einfach ungesättigte Fettsäure. Ölsäure kann auch vom menschlichen Körper aufgebaut werden, weshalb es sicher kein Zufall ist, dass selbst größere Mengen keine unerwünschten Nebenwirkungen nach sich zogen.

Die wichtigste der wichtigen: Omega-3-Fettsäuren

Mehrfach ungesättigte Fettsäuren sind chemisch eher labil und äußerst reaktiv, was sich in ihrer geringen Haltbarkeit bemerkbar macht. Sie kommen in pflanzlichen Ölen, aber auch in tierischem Fett vor. Zu den essenziellen ungesättigten Fettsäuren gehören Omega-3-Fettsäuren sowie Omega-6-Fettsäuren. Beide Fettsäuren wirken im menschlichen Körper völlig unterschiedlich, obwohl sie sehr ähnlich sind. Die Omega-6- und die Omega-3-Fettsäurenfamilien sind tatsächlich Gegenspieler im Stoffwechsel. Das heißt beide Fettarten sind gleich wichtig – sie müssen nur in einem Gleichgewicht vorliegen. Das ist insofern problematisch, als in der heutigen Ernährung die Omega-6-Fettsäuren dominieren und die Omega-3-Fettsäuren aus der Nahrungskette und damit aus dem Enzymsystem des Stoffwechsels weitgehend verdrängt sind. Die vielen Omega-6-Fettsäuren aus Getreide, also aus Brot- und Backwaren, und die sehr erschwinglichen und deshalb in vielen Küchen verwendeten Weizenkeim-, Mais- und Sonnenblumenöle sorgen auf der einen Seite schon für ein kritisches Ungleichgewicht. Hinzu kommt, dass heute in der Tierproduktion in hohem Maße Getreide verfüttert wird, sodass Rinder und Schweine und sogar Fische in ihrem Fett viel zu viel Omega-6-Fette anreichern und entsprechend weniger Omega-3 aufweisen. So ist die Versorgung mit Omega-3 schwierig geworden und weitgehend sogar mangelhaft. Die Folgen sind keineswegs auf die leichte Schulter zu nehmen: Stoffwechselstörungen und Krankheiten treten im Gefolge von Omega-3-Fettsäurenmangel auf.

Das optimale Verhältnis von Omega-6- zu Omega-3-Fettsäuren liegt bei 1 : 1 bis 2 : 1. Aufgrund des Siegeszuges der kostengünstigen Pflanzenfette hat sich das Verhältnis auf etwa 12 : 1 verschoben!

Die besten Omega-3-Fettsäurenquellen

Der gesundheitliche Wert von einer erhöhten Omega-3-Fettsäurenzufuhr ist enorm. In der richtigen Dosis bringen sie wieder Gleichgewicht in die Gewebshormone und damit schützen sie Herz und Kreislauf und verbessern die Fließeigenschaften des Blutes. Omega-3-Fettsäuren aktivieren spezielle Gene, um die Fettverbrennung und Wärmeabgabe im Körper anzukurbeln. Zudem werden aus Omega-3-Fettsäuren Gewebshormone aufgebaut, die gefäßerweiternd und blutdrucksenkend wirken. Pflanzenöle (wie etwa Lein-, Soja-, Raps-, Hanf- und Walnussöl), grüne Blattsalate, Gemüse (vor allem Spinat, Mangold oder Portulak), Kräuter, Sprossen, Nüsse und Samen liefern pflanzliche Omega-3-Fettsäuren (alpha-Linolensäure – ALA). Doch Vorsicht! Die notwendige Umwandlung in unserem Körper zu den eigentlich essenziellen Docosahexaensäure (DHA) sowie Eicosapentansäure (EPA) ist wenig effektiv! So wird bei

LOGI Wert darauf gelegt, diese wertvollen Fette direkt aus tierischen Fetten zu beziehen. Der Vorteil: Die Tiere haben diese Umwandlung aus der alpha-Linolensäure zu EPA und DHA schon vorher für uns vorgenommen. So enthalten Fisch und Fleisch Omega-3-Fettsäuren bereits in der passenden Form. Allerdings muss darauf geachtet werden, dass Fleisch und Fisch von Tieren aus artgerechter Haltung stammen. Durch natürliches Futter und reichlich Bewegung erst wird der höhere Omega-3-Anteil ermöglicht. »Wild« ist die beste Option – sei es bei Land- oder bei Meerestieren. Auch wenn man es meist anders liest: Fleischfett besteht zum größten Teil aus ungesättigten Fettsäuren, enthält aber im Gegensatz zu den pflanzlichen Fetten auch alle essenziellen mehrfach ungesättigten Fettsäuren. Das ist jedoch nur der Fall, wenn die Tiere aus Weidehaltung stammen, sich viel bewegen und bei artgerechter Ernährung ohne Kohlenhydratzusätze in Ruhe wachsen dürfen. Im Fleischfett von Wiederkäuern, wie bei Rindern, Ziegen, Schafen oder Wild, ist außerdem eine ganz besondere ungesättigte Fettsäure enthalten: die konjugierte Linolsäure (CLA). Sie soll sogar krebshemmend wirken, Atherosklerose vorbeugen, das Wachstum von Muskeln und Knochen fördern und die Fettspeicherung vermindern. Wenn Sie abnehmen möchten, sollten Sie dennoch beim Verzehr von Fleisch auf eine relative Fettarmut achten. Große Speckabschnitte liefern viele Kalorien, die Sie lieber für andere Nahrungsmittel aufsparen sollten. Wenn Sie vorwiegend fettarmes Muskelfleisch verzehren oder bei fetteren Teilstücken das sichtbare Fett immer abschneiden, können Sie bei der Zubereitung von Gemüse und Salat großzügiger mit den gesunden Fetten in Form von Oliven- oder Rapsöl umgehen.

Das Muskelfett vom (Weide-)Rind enthält durchschnittlich 55 Prozent ungesättigte Fettsäuren. Beim Schwein sind es zwischen 52 und 62 Prozent, bei Geflügel liegt der Anteil bei etwa 70 Prozent. Das Depotfett – also der Fettrand, den man bei der Zubereitung leicht abschneiden kann – enthält zwar etwas mehr gesättigte Fettsäuren, ist aber immer noch überwiegend ungesättigt.

Bei Fischen sind insbesondere Lachs, Hering, Thunfisch, Makrele und andere fette Seefische empfehlenswert. Fischölkapseln sind eine gute Alternative für alle, die keinen Fisch mögen oder ihn nicht vertragen.

Verzichten Sie weitgehend auf pflanzliche Fette mit hohem Anteil an der Omega-6-Linolsäure, wie etwa Sonnenblumen-, Maiskeim-, Weizenkeim-, Distel- und Traubenkernöl und daraus hergestellte Margarinesorten. In hohen Dosen kann Linolsäure unerwünschte Nebenwirkungen haben. Sie steht beispielsweise in Verdacht, das Immunsystem zu hemmen, Allergien, Gallensteinbildung und Krebswachstum zu fördern und eine Atheroskleroseneigung zu verstärken.

Bringen Sie dafür mehr Omega-3-reiche Fettsäuren auf den Tisch. Die besten Quellen sind Seefisch, Wild, Fleisch aus artgerechter Haltung, Rapsöl, Walnüsse und Leinsamen beziehungsweise daraus hergestelltes Öl. Das Verhältnis von Omega-6 zu Omega-3 in Rapsöl ist mit 2 : 1 ideal, allerdings ist der absolute Gehalt nicht sehr hoch. Rapsöl besteht zu etwa 65 Prozent aus einfach ungesättigten Fettsäuren, rund 10 Prozent aus Omega-3-Fettsäuren und etwa 20 Prozent aus der Omega-6-Fettsäure Linolsäure.

Butter oder Margarine?
Bei den Streichfetten können Sie zu Süßrahm- oder Sauerrahmbutter greifen, ganz nach Geschmack. Ihr Milchfett enthält alle Arten von natürlichen Fettsäuren. Im Schnitt liefert sie zwischen 50 und 60 Prozent leicht verdauliche mittel- und kurzkettige Fettsäuren sowie rund 25 Prozent einfach ungesättigte Fettsäuren und die fettlöslichen Vitamine A, D und E. In Kombination mit wertvollen Pflanzenölen und bei niedriger Energiedichte der Mahlzeiten spricht nichts gegen Butter. Im Gegensatz zu ihr ist Margarine ein Kunstprodukt, welches erst durch chemische Verfahren verzehrs- und streichfähig gemacht wird – unter Zusatz von Stabilisatoren, Emulgatoren und teilweise künstlichen Vitaminen.

Öle – wer die Wahl hat …
Mittlerweile ist das Angebot an hochwertigen Pflanzenölen in gut sortierten Supermärkten sehr vielfältig. Aufgrund ihrer Fettsäurenzusammensetzung, ihres Gesundheitswerts und ihres Aromas sind Rapsöl und Olivenöl wunderbar zum Anbraten, Marinieren oder Verfeinern geeignet. Sie sollten in keiner Küche fehlen.

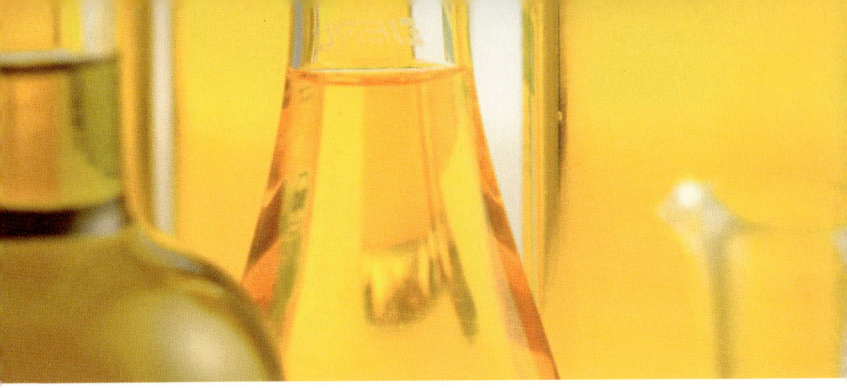

Olivenöle mit der Deklaration »nativ« oder »extra nativ« sind besonders hochwertig, sollten allerdings nicht zum starken Anbraten oder Hocherhitzen verwendet werden. Sie sind ideal für Marinaden oder Saucen.

Neben Raps- liefert auch Hanföl mehrfach ungesättigte Omega-6- und Omega-3-Fettsäuren. Natives Hanföl besteht zu rund 80 Prozent aus den essenziellen Fettsäuren Linol- und alpha-Linolensäure, die in einem idealen Verhältnis von 3:1 bis 2:1 vorliegen.

Walnussöl und Leinöl sind reich an Omega-3-Fettsäuren und verfügen über sehr intensive Aromen, weshalb man sie eher sparsam einsetzt. Auch Kürbiskern- oder Sesamöl setzen geschmackliche Akzente. Außer Sesamöl sind diese Öle nur für die kalte Küche geeignet.

Stark verarbeitete Lebensmittel, in denen sich ungesunde trans-Fettsäuren verstecken, sollten Sie meiden. Sie stecken in Backwaren, Süßwaren, Frittiertem, Tiefkühlkost, Margarine und Snacks. Sie sind nicht deklariert. Man kann sie auf der Zutatenliste am Hinweis »gehärtete«, »hydrogenierte« oder »teilgehärtete Fette« erkennen. Trans-Fettsäuren aus der industrialisierten Fetthärtung sind also Kunstfette – der menschliche Körper kann sie nicht selbst bilden –, ausgesprochen ungesund, erhöhen erheblich das Risiko für Herzerkrankungen und Diabetes, senken das gesunde HDL-Cholesterin im Blut und treiben die schädliche LDL-Konzentration in die Höhe.

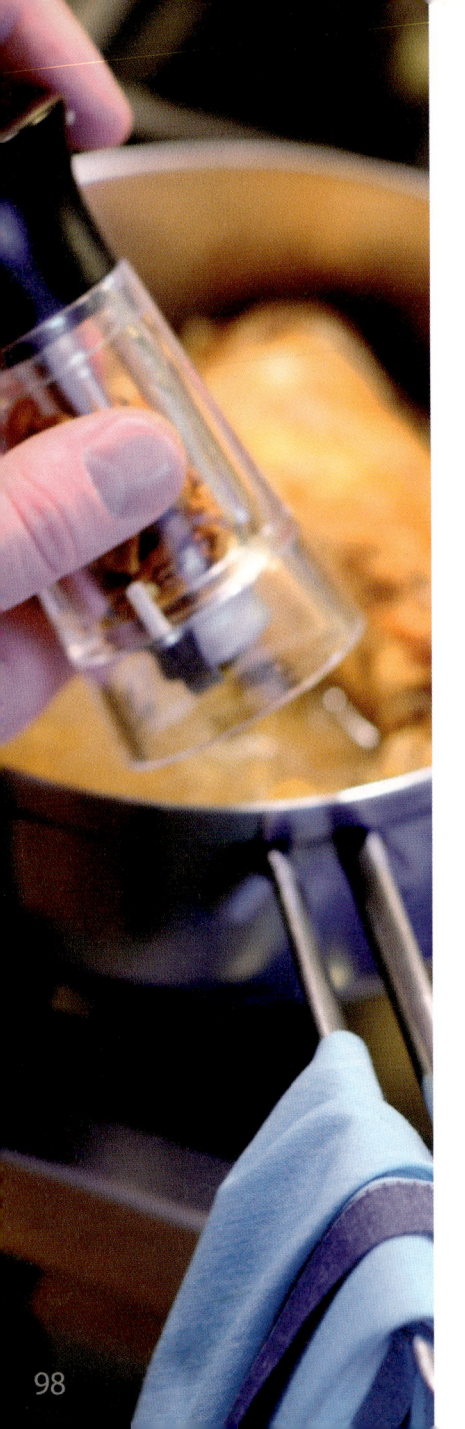

Essen mit LOGI

Selbst kochen macht Spaß – und schlank

Wenn Sie bereits über etwas Kocherfahrung verfügen, brauchen Sie gar keine speziellen Rezepte, denn bei einer Ernährung nach LOGI werden alle im gut sortierten Supermarkt erhältlichen Lebensmittel verwendet. In der Umstellungsphase, in der es ja darum geht, die stärkehaltigen Dickmacher zu reduzieren, ist eine kleine Rezeptauswahl aber durchaus hilfreich. Deshalb haben wir Ihnen auf den nächsten Seiten einige leckere Frühstücks-, Mittags- und Abendessenrezepte zusammengestellt. Dabei ist schlau einkaufen und geschickt Vorrat halten die halbe Miete. Wenn Sie mit diesem Buch in der Küche loslegen möchten, gehören deshalb nicht nur die jeweiligen Rezeptzutaten auf Ihren Einkaufszettel. Auch ein paar gesunde Basics sollten immer im Haus sein. Und denken Sie daran: Besser essen beginnt beim Einkaufen. Wer seine Ernährung umstellen will, muss meist auch die Shopping-Gewohnheiten verändern.

Einkaufstipps

Obst und Gemüse

- Um die wertvollen Inhaltsstoffe von Gemüse und Obst möglichst lange zu bewahren, sollten Sie schon beim Einkaufen die Augen offen halten und Ihre Frischwaren anschließend richtig lagern. Kaufen Sie Obst und Gemüse der Saison, ohne Druckstellen und welke Blätter. Lagern Sie Obst und Gemüse möglichst dunkel, denn Vitamin C ist lichtempfindlich. Kartoffeln, Zwiebeln und Knoblauch können Sie auch in einem gut durchlüfteten Keller lagern oder in einem Vorratsschrank in der Küche.

- Bewahren Sie kälteunempfindliches Gemüse im Gemüsefach im Kühlschrank auf, am besten auf einer Lage Küchenpapier, die Sie regelmäßig wechseln. Blattsalate können Sie auch im Gefrierbeutel aufbewahren. Lagern Sie Möhren, Staudensellerie oder Radieschen ohne Grün, dann welken sie nicht so schnell.

- Bewahren Sie Zitrusfrüchte, Trauben, Ananas, Bananen und andere Exoten bei Raumtemperatur auf und verzehren Sie sie rasch. Auch Auberginen, Paprika, Zucchini, Tomaten, Gurken oder Avocados gehören nicht in den Kühlschrank.

Hülsenfrüchte

- Bohnen, Linsen und Erbsen sind Super-Eiweißlieferanten. Verzehren Sie frische, grüne Bohnen nur gegart. Bohnenkerne, Linsen und Erbsen gibt es auch getrocknet. Nach Packungsanleitung zubereiten.

Fette und Öle

- Diese Öle sollten in Ihrer Küche nicht fehlen: Oliven- und Walnussöl für die kalte Küche, Rohkost und Salate. Zum Anbraten eignen sich raffiniertes Olivenöl oder Rapsöl, Kokosfett, Butter beziehungsweise Butterschmalz, wenn es sehr heiß sein soll. Sonnenblumenöl sollten Sie wegen seines hohen Anteils an Omega-6-Fettsäuren meiden und Billigmargarine wegen der trans-Fettsäuren.

Milch und Milchprodukte

- Bevorzugen Sie vollfette Milchprodukte statt rahmiger oder fettarmer Varianten. Halten Sie sich an Käsesorten mit maximal 45 Prozent Fett in der Trockenmasse (F . i. Tr.).

Fleisch

- Sie erkennen frisches, qualitativ gutes Fleisch an seiner Färbung. Rindfleisch sollte saftig rot und gut abgehangen (gereift) sein, Schweinefleisch rosa, Geflügel hellrosa. Das Fleisch sollte fest und glatt sein.

Fisch

- Sie erkennen frischen Fisch an einer metallisch schimmernden Haut und fest sitzenden Schuppen. Die Augen sollen prall, klar und nach vorne gewölbt sein, die Kiemen haben eine hellrote Farbe und der Fisch riecht angenehm und nur leicht nach Meer. Das Fleisch sollte fest sein.

Eier

- Achten Sie darauf, dass die Eier unversehrt und sauber sind. Am besten greifen Sie zu Eiern der Güteklasse A. Eier mit der Kennzeichnung »DE« stammen aus Deutschland und entsprechen einem von der EU-Kommission anerkannten Hygienecodex. Vor der Länderkennzeichnung steht noch eine Ziffer. Diese Ziffer gibt Aufschluss über das Haltungssystem: »0« steht für ökologische Erzeugung, »1« für Freilandhaltung, »2« für Bodenhaltung und die Ziffer »3« für Käfighaltung. Bevorzugen Sie den Hühnern und dem guten Geschmack zuliebe Eier aus ökologischer Erzeugung oder Freilandhaltung! Achten Sie außerdem auf das Mindesthaltbarkeitsdatum.

Vorratsliste (für Vorratsschrank, Kühl- und Gefrierschrank)

Es gibt nichts Schlimmeres, als eine Veränderung im Ess- und Ernährungsverhalten mit einem leeren Kühlschrank zu starten. Damit Sie bestens gerüstet sind, haben wir eine allgemeine »LOGI-Einkaufs-liste« für Sie zusammengestellt.

Gemüse und Obst, das schnell zubereitet ist

- Gemüse: Cocktailtomaten oder Paprika oder Möhren oder Salat-gurke, Salat.

- Tiefkühlgemüse: Brokkoliröschen, Prinzessbohnen oder Spinat.

- Obst: Äpfel, Birnen, Nektarinen, Pfirsiche, Pflaumen, Avocado et cetera.

- Tiefkühlobst: Beeren beziehungsweise Beerenmischungen oder Mischungen exotischer Früchte (ungezuckert).

- Konserve und Sonstiges: Geschälte Tomaten aus der Konserve, getrocknete Tomaten, Gewürzgurken.

Fleisch und magerer Aufschnitt

- Mageres Fleisch, eventuell bereits mariniert, Schinken oder Corned Beef oder Roastbeef oder Geflügelwurst.

Fisch

- Räucherfisch (Lachs, Forelle, Makrele).

- Tiefgekühlter Fisch (zum Beispiel Lachs oder Garnelen) oder frischer Fisch, wenn er am selben oder nächsten Tag zubereitet wird.

Käse, Milch und Milchprodukte
- Frischkäse, Hüttenkäse oder Quark, auch aromatisierte Sorten wie zum Beispiel Bärlauch-Frischkäse zum Dippen von Gemüse.
- Gouda, Parmesan oder Mozzarella oder Feta et cetera.
- Naturjoghurt, Milch, Sahne.

Knabbereien
- Nüsse, Oliven, getrocknete Apfelringe oder Zartbitterschokolade.

Eier
- Achten Sie auf Frische und Qualität!

Öle und Fette
- Olivenöl, Rapsöl, Nussöl (zum Beispiel Walnussöl) und Butter.

Zum Süßen
- Agavendicksaft, Fruchtaufstrich (ausschließlich aus Früchten ohne Zuckerzusatz), gegebenenfalls Sukrin (Zuckerausstauschstoff) oder Süßstoff.

Hülsenfrüchte
- Zum Beispiel Kichererbsen, Kidneybohnen oder weiße Bohnen als Konserve oder getrocknet.

Würzmittel und Essig
- Pesto, Tomatenmark, Senf, Kräuter, Balsamessig (Aceto balsamico und Balsamico bianco), Pfeffer aus der Mühle, Salz, Muskat, Curry und Paprika.

Zum Backen.
- Backpulver, gemahlene Mandeln oder Haselnüsse, Kichererbsenmehl.

Das LOGI-Forum

http://forum.logi-methode.de/: Das LOGI-Forum bietet LOGI-Anfängern und -Wiedereinsteigern neben allgemeinen Informationen zu Ernährung und Gesundheit auch Insiderinformationen und Hilfestellungen zu allen nur erdenklichen Themen rund um die LOGIsche Ernährung, zum Beispiel zu den Themen LOGI und Sport, LOGI und Diabetes. Es gibt Buchtipps, Antworten auf häufige Fragen, Gewichtsempfehlungen und Erfahrungsaustausch, aber vor allem gibt es jede Menge Rezeptideen für alle Mahlzeiten.

Dr. Nicolai Worms Einführung für die Mitglieder im LOGI-Forum

»Ich möchte noch einmal darauf hinweisen:

- LOGI ist keine Abspeckdiät, sondern eine Stoffwechseldiät, eine dauerhaft angelegte Ernährungsumstellung, bei der man auch ohne Gewichtsreduktion die Risikofaktoren mindert. Dass viele damit abnehmen, ist meist ein erfreulicher Nebeneffekt!

- Bei LOGI gibt es keine Begrenzung der Kalorien.

- Bei LOGI gibt es keine Begrenzung der Kohlenhydrate.

- Bei LOGI gibt es kein Berechnen der glykämischen Last.

- Bei LOGI gibt es auch keine sonstigen Rechnereien.

- Bei LOGI handelt es sich um ein Ad-libitum-Prinzip, bei dem man davon ausgeht, dass man bei korrekter Umsetzung der Empfehlungen u. a. auch weniger Kalorien aufnimmt, als man es gewohnt war.

- Wenn man mit LOGI gesättigt und befriedigt klarkommt und dabei gesünder wird und wenigstens nicht mehr zunimmt, ist das wichtigste Ziel erreicht.«

Frühstücken mit LOGI

Diese Rezepte schmecken nicht nur zum Frühstück, sondern auch, wenn Sie mal Lust auf etwas Süßes oder eine kleine Zwischenmahlzeit haben.

Was gibt es zu trinken? Kaffee mit oder ohne Milch oder Tee, um den Kreislauf anzukurbeln, nach Belieben. Gegen einen Hauch Zucker oder Honig als Süßungsmittel ist wenig einzuwenden. Belebend schmeckt auch ein Glas Wasser mit frisch gepresstem Zitronensaft oder ein bis zwei Ingwerscheiben.

Was kommt aufs Brot und Brötchen? Wenn Sie morgens gerne Vollkornbrot oder -brötchen essen, sollten Sie Süßes wie Marmelade, Rübenkraut, Nuss-Nougat-Creme oder Honig meiden und lieber zu magerem Aufschnitt (zum Beispiel Geflügelaufschnitt), kaltem Braten, Roastbeef oder Schinken bzw. auf Käse und Quark zurückgreifen. Lecker schmeckt auch ein Butterbrot belegt mit Tomaten- und Gurkenscheiben und einer Prise Salz oder frisch geschnittenen Kräutern.

Was ist mit Obst und Gemüse? Zum Frühstück ist Obst ein toller Begleiter. Bevorzugen Sie aber die zuckerärmeren Sorten. Auch gegen eine kleine Portion Ananas oder Banane ist nichts einzuwenden. Am höchsten allerdings sind Beeren einzuschätzen. Gemüse in Form von Rohkoststicks oder -scheiben sind nicht nur eine Freude fürs Auge. Sie schmecken toll zu pikanten Frühstücksgerichten, haben jede Menge Vitalstoffe im Gepäck und sättigen gut.

Milch und Milchprodukte ... schmecken morgens gut. Geben Sie Sauermilchprodukten mit darmgesunden Milchsäurebakterien aus Joghurt, Kefir oder Buttermilch den Vorzug. Sie schmecken auch gut im Müsli.

Eier? Bei den meisten Menschen beeinflussen ein oder zwei Eier pro Tag den Cholesterinspiegel nicht oder nur so geringfügig, dass es nicht der Rede wert ist. Es gibt nur wenige Lebensmittel, die bei einem so günstigen Preis so viele lebenswichtige Nährstoffe bieten. Sie schmecken gekocht, pochiert oder gebraten.

Fleisch & Fisch? Wem es schmeckt, der kann morgens auch ein Steak verzehren. Fisch hingegen schmeckt gut als Ergänzung zu Eiergerichten oder auch geräuchert: Besonders fein sind die Omega-3-Fettsäuren-reichen Sorten Lachs oder Makrele.

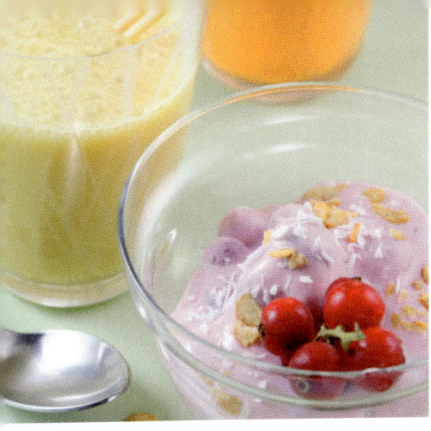

ACE-Booster
1 Portion

- ▶ 150 g Buttermilch
- ▶ 50 ml Karottensaft
- ▶ 50 ml frisch gepresster Orangensaft
- ▶ 50 g Banane
- ▶ Saft von 1 Zitrone
- ▶ 1 TL Walnussöl

Alle Zutaten im Mixer oder mit dem Pürierstab gut verrühren.

1 Portion: ca. 207 kcal und 27 g KH

Birne-Kefir-Shake
1 Portion

- ▶ 1 reife, weiche Birne
- ▶ 150 g Kefir
- ▶ 40 ml Milch
- ▶ 1 TL Sanddornsaft

Die Birne waschen, schälen und in Würfel schneiden. Mit Kefir, Milch und Sanddornsaft im Mixer oder mit dem Pürierstab fein pürieren.

1 Portion: ca. 194 kcal und 26 g KH

Soja-Beeren-Schale
1 Portion

- ▶ 150 g Sojagurt, natur
- ▶ ½ TL Honig
- ▶ 1 EL Mineralwasser
- ▶ 200 g gemischte Beeren
- ▶ 1 EL Kokosflocken
- ▶ 1 EL Sojaflocken.

Den Sojagurt mit Honig und Mineralwasser cremig rühren. Die Beeren verlesen, kurz mit Wasser abbrausen und in einem Sieb abtropfen lassen. Die Blütenkelche entfernen und große Beeren halbieren. Die Beeren vorsichtig unter den Sojagurt ziehen, mit Sojaflocken und Kokosflocken bestreuen.

1 Portion: ca. 284 kcal und 20 g KH

Kokosnussbrötchen
ergibt 8 Brötchen

- ▶ 6 Eier
- ▶ 100 g weiche Butter
- ▶ ½ TL Salz
- ▶ 1 EL Agavendicksaft
- ▶ 85 g Kokosnussmehl
- ▶ 1 TL Backpulver
- ▶ Backpapier

Den Backofen auf 180° (Umluft 160°) vorheizen. Ein Backblech mit Backpapier belegen. Die Eier mit der Butter cremig rühren. Salz und Agavendicksaft einrühren. Kokosnussmehl und Backpulver mischen und mit den Knethaken des Handrührgeräts portionsweise einarbeiten. Den Teig gut kneten. Aus der Teigmasse 7–9 Brötchen formen und auf das Backblech setzen. Mit einem Messer kreuzweise einschneiden. Im vorgeheizten Ofen (Mitte) etwa 25 Minuten backen.

1 Portion: ca. 160 kcal und 2 g KH

Rezepte aus »Glücklich und schlank«, »Das große LOGI-Kochbuch«, »Das neue große LOGI-Kochbuch«, alle systemed Verlag

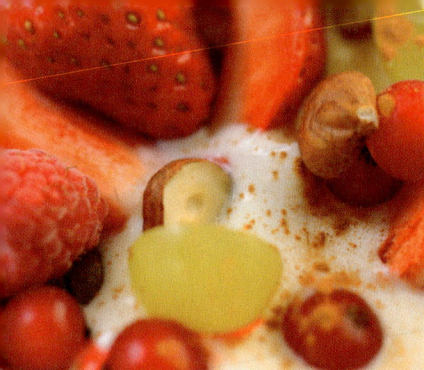

Frisches Obst mit Zimtjoghurt
1 Portion

- ▸ 30 g Haselnüsse
- ▸ 1 Orange
- ▸ ½ Zitrone
- ▸ 250 g gemischte Früchte
- ▸ 200 g Joghurt
- ▸ 1 EL Honig
- ▸ ¼ TL Zimt

Haselnusskerne hacken. Saft der Orange und der halben Zitrone auspressen. Die Früchte waschen beziehungsweise schälen, gegebenenfalls trocken tupfen und nicht essbare Teile entfernen. Das Obst in mundgerechte Stücke schneiden und sofort mit dem Saft und den Nüssen mischen. Joghurt mit Honig und Zimt glatt rühren und über den Obstsalat gießen.

1 Portion: ca. 526 kcal und 44% KH

Früchte-Nuss-Müsli
2 Portionen

- ▸ ½ große Grapefruit
- ▸ ½ Orange
- ▸ 100 g Mango
- ▸ 100 g Papaya
- ▸ 400 g Naturjoghurt
- ▸ 1 EL Mandelblättchen
- ▸ 1 EL gehobelte Haselnüsse
- ▸ 1 EL Kokosflocken

Grapefruit und Orange mit der weißen Haut schälen, die Grapefruit in Würfel schneiden, die Orange filetieren. Mango und Papaya schälen, vom Kern bzw. den Kernchen befreien und die Früchte in Würfel schneiden. Joghurt mit Grapefruit, Orangen, Mango und Papaya mischen. Mandelblättchen und Haselnüsse in einer beschichteten Pfanne ohne Fett rösten. Die Kokosflocken zugeben und noch kurz mitrösten. Den Früchtejoghurt damit bestreuen.

1 Portion: ca. 314 kcal und 27 g

Lachsdip
2–3 Portionen

- ▸ 100 g geräucherter Lachs
- ▸ 1 EL fein gehackter Dill
- ▸ 2 EL Quark (20 %)
- ▸ 2 EL Frischkäse (Fettstufe)
- ▸ 2 TL mittelscharfer Senf
- ▸ 3 TL Meerrettich
- ▸ 2 EL Zitronensaft
- ▸ Nach Geschmack Salz und Pfeffer

Den Lachs würfeln. Lachs, Dill, Quark, Frischkäse, Senf, Meerrettich und Zitronensaft in einen hohen Rührbecher geben und pürieren. Mit Pfeffer abschmecken. In kleinere Dipschälchen umfüllen und servieren. Am Tisch nach Geschmack salzen.

1 Portion: ca. 55 kcal und 2 g KH

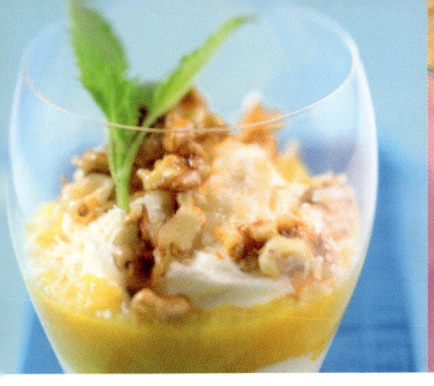
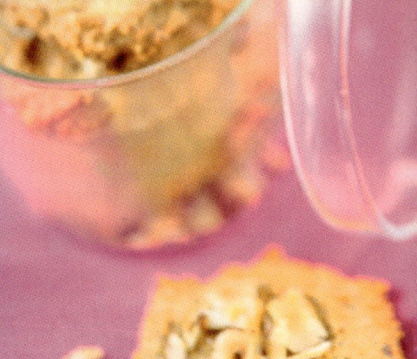

Quarkcreme mit Mangopüree
4 Portionen

- ▸ 200 g Quarkcreme oder Magerquark
- ▸ 150 g Vollmilchjoghurt
- ▸ 20 g Kokosnussraspel
- ▸ ½ TL Butter
- ▸ 1 TL Honig
- ▸ 20 g gehackte Walnusskerne
- ▸ 1 große, reife Mango
- ▸ einige frische Minzeblättchen

Quark und Joghurt cremig verrühren. Die Kokosraspel in einer beschichteten Pfanne ohne Fett kurz rösten und beiseitestellen. Die Butter in der Pfanne zergehen lassen und die Walnüsse darin rösten, ½ TL Honig unterrühren und vom Herd nehmen.

Die Mango schälen, vom Kern schneiden und pürieren. Jeweils 3 EL Quarkcreme auf vier flachen Tellerchen verstreichen. Je 2 EL Mangopüree in die Mitte klecksen, mit den gerösteten Nüssen und Kokosraspel bestreuen. Mit Minzeblättchen garnieren.

1 Portion: ca. 160 kcal und 13 g KH

LOGI-Taler
30 Taler

- ▸ 110 g Kichererbsenmehl (fein)
- ▸ 1 Päckchen Trockenhefe
- ▸ 125 ml lauwarmes Wasser
- ▸ 1 Ei
- ▸ 1 EL Quark (20% Fett)
- ▸ 200 g Buttermilch
- ▸ 4 EL Weizenkleber (Gluten)
- ▸ 1 TL Salz
- ▸ 70 g Weizenkleie
- ▸ 30 g Haferkleie
- ▸ 40 g gemahlene Haselnüsse
- ▸ 80 g gemahlene Mandeln
- ▸ 50 g Nusskernmischung
- ▸ 30 g gehobelte Haselnüsse.

Kichererbsenmehl und Trockenhefe vermischen. Das lauwarme Wasser nach und nach zugeben und alles gut zu einem Teig verkneten. 30 Minuten zugedeckt an einem warmen Platz gehen lassen. Nacheinander das Ei, Quark, Buttermilch, Weizenkleber, Salz, Weizenkleie, Haferkleie, gemahlene Haselnüsse und Mandeln zum Teig geben. Gut durchkneten. Zum Schluss die Nusskernmischung mittelfein hacken und untermischen. Den Teig weitere 30 Minuten zugedeckt warm stellen und gehen lassen. Den Backofen auf 200° (180° Umluft) vorheizen. Ein Blech mit Backpapier belegen. Teig mit einem Esslöffel portionsweise auf das Blech setzen und jeweils etwa 1 cm dicke Taler von 6 cm Durchmesser formen. 30–40 Minuten backen.

1 LOGI-Taler: ca. 122 kcal und 7 g KH

Rezepte aus »Glücklich und schlank«, »Das große LOGI-Kochbuch«, »Das neue große LOGI-Kochbuch«, alle systemed Verlag

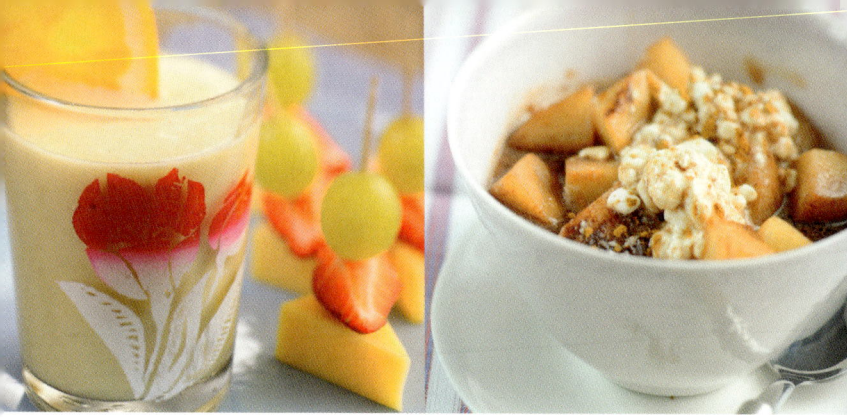

Hallo-Wach-Shake
1 Portion

- ▸ 1 Saftorange
- ▸ 1 kleine Banane (ca. 80 g)
- ▸ 100 ml Kokosmilch

Den Saft der Orange auspressen. Mit der Banane und der Kokosmilch pürieren. Sie können den Frucht-Shake auch mit 100 g Joghurt und 2 Spritzern Zitronensaft statt mit Kokosmilch auffüllen. Der Joghurt verleiht ihm einen frischen, spritzigeren Charakter.

1 Portion: ca. 258 kcal und 35% KH

Mangolassi mit Sojamilch
1 Portion

- ▸ ½ reife Mango
- ▸ 50 g Joghurt
- ▸ 50 ml Sojamilch
- ▸ 50 g Naturtofu
- ▸ 3 Eiswürfel.

Die Zubereitung ist denkbar einfach: Alle Zutaten des Drinks in einen Blender geben und etwa 45 Sekunden auf höchster Stufe mixen. Funktioniert auch mit einem Pürierstab.

1 Portion: ca. 260 kcal und 30% KH

Hüttenkäse mit würzigem Birnenkompott
1 Portion

- ▸ 125 g Birne
- ▸ 1 walnussgroßes Stück Ingwer
- ▸ 1 TL Butter
- ▸ ½ TL Zimt
- ▸ ½ TL Honig
- ▸ 150 g Hüttenkäse

Die Birne schälen, das Kerngehäuse herausschneiden und die Birne in etwa 1 cm große Würfel schneiden. Den Ingwer schälen und fein raspeln. Die Butter in einer Pfanne zerlassen. 1 TL geriebenen Ingwer und den Zimt darin unter Rühren erhitzen. Dann Birnen, Honig und 1 EL Wasser zugeben. 3 Minuten leise köcheln lassen. Die warmen Ingwerbirnen mit dem Hüttenkäse verrühren. Genießen Sie dazu 1 Tasse Cappuccino.

1 Portion: ca. 344 kcal und 28 g KH

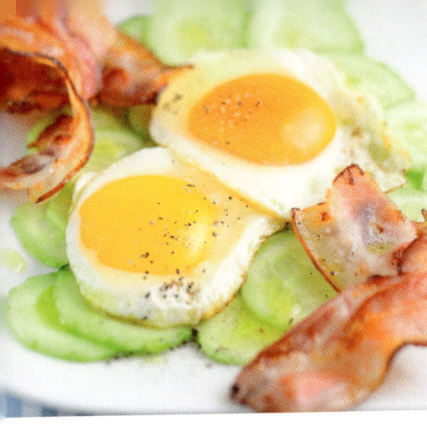

LOGI-Brot
10 Scheiben

- ▸ 150 g Magerquark
- ▸ 4 Eier
- ▸ 50 g gemahlene Mandeln
- ▸ 50 g geschroteter Leinsamen
- ▸ 2 EL Weizenkleie
- ▸ 1 EL Mehl
- ▸ ½ Päckchen Backpulver
- ▸ ½ TL Salz
- ▸ 1 EL Sonnenblumenkerne
- ▸ Etwas Butter zum Einfetten
- ▸ Brotbackform für Brote bis 500 g

Den Backofen auf Umluft 150° vorheizen und diese Temperatur 15 Minuten halten, bevor das Brot in den Ofen kommt. Die Brotbackform dünn mit Butter einfetten. Quark und Eier verrühren. Mandeln, Leinsamen, Weizenkleie, Mehl, Backpulver und Salz mischen und unterrühren. Den Teig 5 Minuten ruhen lassen. In die Backform geben und glatt streichen. Gleichmäßig mit den Sonnenblumenkernen bestreuen. Im vorgeheizten Ofen (Mitte) 40 Minuten backen. Anschließend auskühlen lassen.

1 Scheibe: ca. 60 kcal und 2 g KH

Spiegelei mit Bacon
1 Portion

- ▸ ½ Kopf Salat
- ▸ 1 Minigurke
- ▸ ¼ TL Kräutersalz
- ▸ 1 EL Rapsöl
- ▸ 4 Scheiben Frühstücksspeck
- ▸ 2 Eier
- ▸ Schwarzer Pfeffer aus der Mühle

Salat in mundgerechte Stücke zupfen und auf einem Teller anrichten. Gurke in kleine Würfel schneiden. Die Gurkenwürfel mit Kräutersalz bestreuen und das Rapsöl untermischen. Die Gurken auf dem Salat verteilen. Frühstücksspeck in einer beschichteten Pfanne ohne Fett kross braten, herausnehmen. Die Eier im ausgelassenen Fett zu Spiegeleiern braten. Auf den Salat gleiten lassen, mit dem Speck belegen und mit Pfeffer übermahlen.

1 Portion: ca 387 kcal und 5% KH

Rezepte aus »Glücklich und schlank«, »Das große LOGI-Kochbuch«, »Das neue große LOGI-Kochbuch«, alle systemed Verlag

Kohlenhydrat-Alternativen

Pizza-Alternative. Sie brauchen nur Kichererbsenmehl, Wasser, Öl und Salz. Aus diesen Zutaten backen die Italiener eine Farinata. Farinata ist ein dünn gebackener Fladen, der ursprünglich aus Ligurien stammt. Dieser Teigfladen zählte früher zur Arme-Leute-Kost, denn er ist billig und einfach herzustellen. Kichererbsenmehl enthält im Vergleich zu Weizenmehl 32 Prozent weniger Kohlenhydrate. Außerdem liefert es Eiweiß und Ballaststoffe, was die Nährwertzusammensetzung einer Farinata-Alternativ-Pizza aufwertet.

Brot-Alternative. Für ein LOGI-gerechtes Brot benötigt man eine kleine Portion Kohlenhydrate, die der Hefe als Nahrung dienen, und einen »Kleber«, der das Brot zusammenhält. Die LOGI-Taler in diesem Buch bestehen aus dem Kohlenhydrate liefernden Kichererbsenmehl, aus Hafer- und Weizenkleie, aus Nüssen, Samen sowie aus Ei und dem Weizenkleber Gluten. Sie sind im Vergleich zu herkömmlichem Brot kohlenhydratärmer und fettreicher und haben aufgrund des hohen Ballaststoffanteils eine enorme Sättigungswirkung.

Nudel-Alternativen. Wer sagt eigentlich, dass Nudeln und Spaghetti immer aus Teigwaren bestehen müssen? Probieren Sie doch auch einmal Gemüsetagliatelle. Sie brauchen dafür nur Zucchini oder Möhren. Achten Sie darauf, dass die Gemüsetagliatelle nicht zu dünn werden, da sie sonst schnell zerkochen. Die bissfest gekochten Gemüsestreifen schmecken wie Nudeln mit Tomatensauce übergossen. Wenn Sie auf Spaghetti & Co. nicht ganz verzichten möchten, können Sie aber die Gemüsetagliatelle auch mit einer kleinen Portion gekochter Teigwarenspaghetti mischen – und so die Menge der kohlenhydratreichen Weizentagliatelle reduzieren. In gut sortierten Supermärkten, im Reformhaus und Bioladen werden immer öfter auch Sojanudeln und -spaghetti angeboten. Ihr Eiweißanteil liegt bei rund 48 Gramm, ihr Kohlenhydratgehalt bei nur 28 Gramm. Damit sind sie eine Top-Alternative zu Hartweizenteigwaren!

Kartoffel-Alternativen. Eine gute Kartoffel-Alternative ist der Kürbis. Gekocht bekommt er eine kartoffelähnliche Konsistenz. Schneiden Sie den Kürbis einfach in dicke Scheiben, würzen ihn mit Olivenöl, Rosmarin, Salz und Pfeffer und backen ihn im Backofen.

Knabber-Alternativen. Im Reformhaus können Sie Kokos-chips kaufen. Im Backofen eine Minute aufbacken und fertig sind die süßlich schmeckenden Alternativ-Chips. Sie enthalten nicht die fatale Kombination aus schnellen Kohlenhydraten und Fett. Doch Kokoschips bestehen überwiegend aus Fett und ihr Energiegehalt ist sehr hoch, deswegen auch nicht mehr als eine Handvoll als Snack verzehren.

Müsli-Alternativen. Auf Müsli müssen Sie bei einer koh-lenhydratreduzierten Ernährung nicht verzichten. Morgens kommt der Körper mit den Kohlenhydraten noch am besten klar. Aber mischen Sie die Getreideflocken mit einer großen Portion Sojaflocken, mit gehobelten oder gehackten Nüssen, um den absoluten Kohlenhydratanteil zu senken. Eine andere Alternative sind frische Obstwürfel in Joghurt mit gerösteten Kokosflocken.

Zucker-Alternativen. Grundsätzlich gilt bei LOGI: Erst für die Geschmacksrichtung süß sensibilisieren, bevor der Zucker durch Zuckeraustauschstoffe oder Süßstoffe ersetzt wird. Wer ein paar Wochen nach LOGI lebt, wird schnell merken, dass alles viel süßer schmeckt, mit der Folge, dass auch weniger Süße nötig ist. Wem es aber dennoch nicht süß genug ist, kann maßvoll mit Zucker, Honig, Agavendicksaft oder alternativen Süßungsmittel wie Süßstoff, Xylit oder Sukrin umgehen. Die Dosis macht das Gift. Wer es gerne fruchtig mag, kann mehr Süße durch Fruchtmus bekommen. Mögen Sie den leicht säuerlichen Geschmack von Naturjoghurt pur nicht so gerne? Pürieren Sie zum Beispiel eine halbe Mango mit dem Joghurt. Sie können natürlich auch andere süße Früchte verwenden.

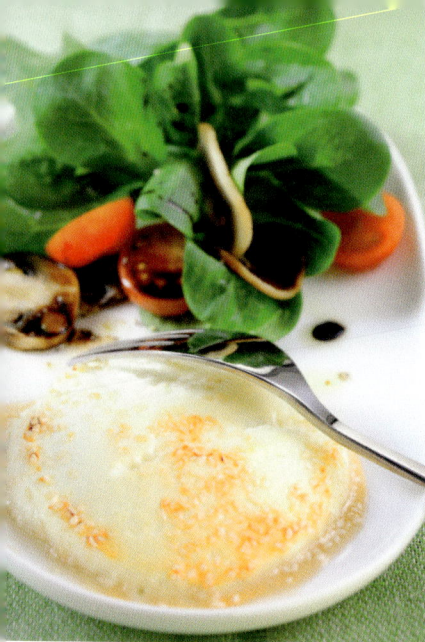

Feldsalat mit gratiniertem Sesamziegenkäse
2 Portionen

- ▸ 125 g Feldsalat
- ▸ 125 g Ziegenkäse (Rolle)
- ▸ 1 TL Honig
- ▸ 2 EL Sesam
- ▸ 200 g Champignons
- ▸ 1½ EL Olivenöl
- ▸ 150 g Cocktailtomaten
- ▸ 2 EL dunkler Balsamessig (Aceto balsamico)
- ▸ 1 TL Dijon-Senf
- ▸ 2 EL Wasser
- ▸ Nach Geschmack Salz und Pfeffer aus der Mühle

Mittagessen mit LOGI

Mittagspause – jetzt entspannen, genießen und neue Kräfte tanken. Lassen Sie es sich gut schmecken! Einige der folgenden Rezepte sind ideal zum Mitnehmen ins Büro oder für unterwegs.

Den Backofen auf 180° (Oberhitze) vorheizen. Den Feldsalat waschen und auf zwei Tellern anrichten. Den Ziegenkäse in 2 cm dicke Scheiben schneiden, beidseitig mit Honig bepinseln und im Sesam wenden. Die Ziegenkäse-Taler auf einem mit Backpapier belegten Blech im Backofen backen, bis der Käse zu zerlaufen beginnt.

Die Champignons trocken abreiben und in feine Scheiben schneiden. 1 TL Öl in einer Pfanne erhitzen, die Champignons darin andünsten. Mit Salz und Pfeffer würzen. Die Tomaten waschen, halbieren und zusammen mit den Champignons und den Ziegenkäsetalern auf dem Feldsalat anrichten.

Für die Vinaigrette den Essig und 1 Messerspitze Salz verrühren. Dijon-Senf und Öl unterschlagen. Wenn das Dressing zu dickflüssig ist, mit etwas Wasser verdünnen. Den Salat mit der Vinaigrette beträufeln, eventuell am Tisch mit Salz und Pfeffer würzen.

1 Portion: ca. 348 kcal und 8 g KH

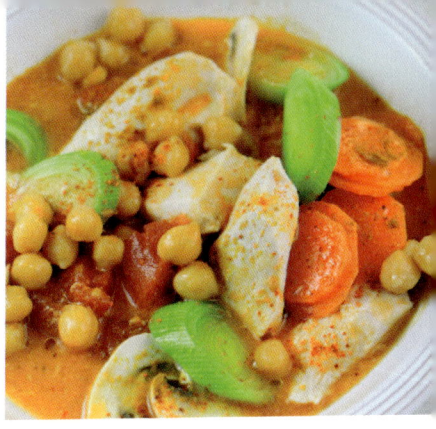

Bunte Blattsalate mit Putenstreifen

2 Portionen

- ▸ 1 kleiner Kopf Salat
- ▸ 1 kleiner Eichblattsalat
- ▸ 1 Bund Rucola
- ▸ 10 Radieschen
- ▸ 1 Minigurke
- ▸ 1 gelbe Paprikaschote
- ▸ 2 EL Weißweinessig
- ▸ 1 TL Senf
- ▸ 1 TL Meersalz
- ▸ 1 Msp. Pfeffer
- ▸ 1 TL Honig
- ▸ 2 EL Rapsöl
- ▸ 2 EL Mandelblättchen
- ▸ 2 Putenschnitzel à ca. 150 g
- ▸ 1 EL Olivenöl

Salate und Gemüse putzen und waschen. Salate und Rucola trocken schleudern und in mundgerechte Stücke zupfen. Radieschen und Gurke in dünne Scheiben schneiden. Paprika längs in Streifen schneiden. Salate und Gemüse gleichmäßig auf 2 Teller verteilen. Essig, Senf, Salz, Pfeffer und Honig verrühren. Das Rapsöl unterschlagen. Mandelblättchen in einer Pfanne ohne Fett unter Rühren rösten, bis sie duften, beiseite stellen. Putenschnitzel mit kaltem Wasser abspülen, trocken tupfen und in fingerdicke Streifen schneiden. Olivenöl in einer Pfanne erhitzen, Putenstreifen rundum bei großer Hitze anbraten. Mit dem Dressing ablöschen. Die Putenstreifen aus der Pfanne heben, das Dressing über den Salat träufeln. Die Putenstreifen darauf anrichten und mit Mandelblättchen bestreuen.

1 Portion: ca. 558 kcal und 11% KH

Kichererbseneintopf mit Hähnchen

4 Portionen

- ▸ 200 g Kichererbsen aus der Dose
- ▸ 1 Liter Gemüsebrühe
- ▸ 2 Möhren
- ▸ 1 Stange Lauch
- ▸ 150 g Champignons
- ▸ 200 g Hähnchenbrustfilet
- ▸ 1 Dose geschälte Tomaten (400 g)
- ▸ 2 TL Tomatenmark
- ▸ 1 EL Crème fraîche
- ▸ 4 EL Kokosmilch
- ▸ Nach Geschmack Salz, Pfeffer, scharfes Curry- und Chilipulver

Die Kichererbsen in der kochenden Gemüsebrühe 7 Minuten garen. In der Zwischenzeit die Möhren und den Lauch putzen, waschen und in Scheiben schneiden. Das Hähnchenfilet kalt abspülen, trocken tupfen und in Streifen schneiden. Gemüse und Fleisch zu den Kichererbsen geben. Die geschälten Tomaten abtropfen lassen, mit der Gabel zerdrücken und ebenfalls zugeben. Mit Curry- und Chilipulver, Salz und Pfeffer würzen und noch etwa 10 Minuten köcheln lassen. Die Champignons trocken abreiben und blättrig schneiden. Mit Tomatenmark, Crème fraîche und Kokosmilch in den Eintopf geben und noch 5 Minuten garen.

1 Portion: ca. 217 kcal und 15 g KH

Rezepte aus »Glücklich und schlank«, »Das große LOGI-Kochbuch«, »Das neue große LOGI-Kochbuch«, alle systemed Verlag

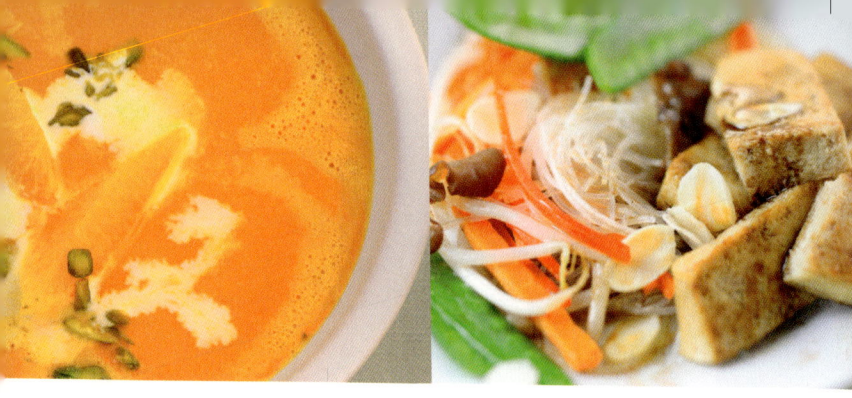

Kürbiscremesuppe mit Orangen und Pistazien
4 Portionen

- ▸ 1 Zwiebel
- ▸ 2 Knoblauchzehen
- ▸ 1 walnussgroßes Stück Ingwer
- ▸ 1 rote Chilischote
- ▸ 1 kg Hokkaido-Kürbis
- ▸ 2 EL Olivenöl
- ▸ 600 ml Gemüsebrühe
- ▸ 4 Orangen
- ▸ 100 ml Sojacuisine
- ▸ 2 EL gehackte Pistazien
- ▸ Meersalz
- ▸ 1 Msp. Cayennepfeffer

Zwiebel, Knoblauch und Ingwer schälen und jeweils fein würfeln. Chilischote in feine Ringe schneiden. Kürbis zerteilen, die Kerne herausschaben, das Fruchtfleisch waschen und samt Schale in mundgerechte Stücke schneiden. Öl in einem Topf erhitzen, Zwiebel, Knoblauch, Ingwer und Chili darin 5 Minuten bei mittlerer Hitze anbraten. Den Kürbis dazugeben, 3 Minuten mitbraten. Mit Gemüsebrühe ablöschen und aufkochen lassen. Den Saft von 2 Orangen auspressen. Die anderen beiden Orangen filetieren. Den Saft dabei auffangen und mit dem übrigen Orangensaft zur Suppe geben. Die Orangenfilets beiseite stellen. Das Kürbisgemüse in ca. 15 Minuten weich kochen. Mit einem Pürierstab pürieren. Sojacuisine, die Orangenfilets und die gehackten Pistazien unterrühren. Mit Salz und Pfeffer abschmecken und sofort servieren.

1 Portion: ca. 303 kcal und 37% KH

Tofugemüse aus dem Wok
2 Portionen

- ▸ 200 g Tofu natur
- ▸ 60 ml Sojasauce
- ▸ 1½ EL Rapsöl
- ▸ 20 ml trockener Sherry
- ▸ 1 sehr kleine Knoblauchzehe
- ▸ 450 g Chinagemüsemischung (TK)
- ▸ 50 g Sprossen
- ▸ 40 g chinesische Glasnudeln (Rohgewicht)
- ▸ 20 g Mandelblättchen
- ▸ Nach Geschmack Salz, Pfeffer und Chinagewürz

Den Tofu in 1 cm dicke Scheiben schneiden, mit der Sojasauce beträufeln und zugedeckt 3–4 Stunden marinieren. Anschließend abtropfen lassen, die Sojasauce auffangen. Die Glasnudeln nach Packungsangaben etwa 10 Minuten in Wasser einweichen. Inzwischen den Knoblauch fein hacken. Das Öl in einem Wok erhitzen, die Tofu-Scheiben darin kräftig anbraten. Den Sherry zugeben. Die Tofuscheiben an den Wokrand schieben. In der Wokmitte den Knoblauch kurz braten, das gefrorene Chinagemüse und die Sprossen zugeben und unter Rühren braten. Die Sojasauce der Marinade zugeben und kurz mitbraten. Mit Salz, Pfeffer und dem Chinagewürz abschmecken. Die Glasnudeln abtropfen lassen und in den Wok geben. Gut unterrühren und noch so lange erhitzen, bis die Nudeln gar sind. Mit den Mandelblättchen bestreuen und servieren.

1 Portion: ca. 489 kcal und 27 g KH

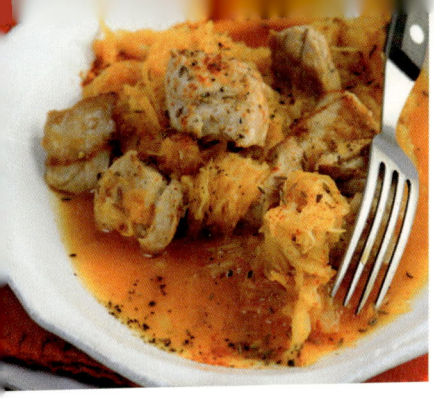

Szegediner Gulasch
2 Portionen

- 300 g Schweinegulasch (mager)
- 1 EL Schweineschmalz
- 3 Zwiebeln (etwa 300 g)
- 2 Knoblauchzehen
- ½ TL Kümmel
- 1–2 EL Paprikapulver edelsüß
- ½ TL Paprikapulver rosenscharf
- 125 ml Fleischbrühe
- 100 g Tomatenmark
- 1 Lorbeerblatt
- 1 kleine Kartoffel
- 400 g eingelegtes Sauerkraut
- 100 g saure Sahne
- Nach Geschmack Salz und Pfeffer

Das Schmalz in einem Schmortopf erhitzen und das Fleisch darin bei starker Hitze rundum scharf anbraten. Zwiebeln und Knoblauch fein würfeln. Die Zwiebeln zum Fleisch geben und einige Minuten mitbraten. Knoblauch, Kümmel und beide Sorten Paprika hinzufügen, unter Rühren kurz mitbraten. Mit der Fleischbrühe ablöschen. Das Tomatenmark und das Lorbeerblatt unterrühren. Das Gulasch mit Salz und Pfeffer würzen und zugedeckt etwa 40 Minuten bei schwacher Hitze schmoren lassen. Nach dieser Zeit die rohe Kartoffel schälen und fein reiben. Zusammen mit dem Sauerkraut unter das Gulasch ziehen. Das Gulasch weitere 40 Minuten schmoren lassen. Abschließend mit Pfeffer aus der Mühle und Salz würzen. Auf 2 Tellern anrichten und mit je einem Klecks saurer Sahne garnieren.

1 Portion: ca. 605 kcal und 19 g KH

Lachssteak zu mediterranem Gemüsegratin
4 Portionen

- 2 Zwiebeln
- 1 Stange Lauch
- 1 kleine Aubergine
- 1 kleiner Zucchino
- 1 Fenchelknolle
- 4 kleine Tomaten
- 200 g Champignons
- Frischer Rosmarin und Thymian
- 250 ml Sojacuisine
- 4 Eier
- 2 Knoblauchzehen
- 1 TL Kräutersalz
- Schwarzer Pfeffer aus der Mühle
- 40 g Parmesan
- 4 Scheiben Lachssteak à 180 g
- 1 Zitrone
- 2 EL Olivenöl
- 1 TL rosa zerstoßener Pfeffer

Zwiebeln in Ringe schneiden. Lauch, Aubergine, Zucchino, Fenchel und Tomaten jeweils in dünne Scheiben schneiden. Champignons blättrig schneiden. Den Backofen vorheizen. Eine Auflaufform (mit Deckel) dünn mit etwas Öl einfetten. Die Gemüsescheiben darin einschichten und mit den Kräutern bestreuen. Sojacuisine, Eier, Salz und Pfeffer verquirlen. Knoblauch durch die Presse dazu drücken und unterrühren. Die Eiermilch über das Gemüse gießen. Im Backofen bei 225° (Gas Stufe 4, Umluft 200°) abgedeckt 20 Minuten garen. Inzwischen den Parmesan fein reiben. Den Deckel von der Form nehmen und das Gemüse mit Parmesan bestreuen. In 10 Minuten goldgelb überbacken. Währenddessen den Lachs waschen, trocken tupfen. Den Saft einer halben Zitrone auspressen und den Lachs rundum damit beträufeln. Die andere Zitronenhälfte in dünne Scheiben schneiden. Öl in einer Pfanne erhitzen, die Lachssteaks von jeder Seite 2–3 Minuten braten. Den Lachs mit den Zitronenscheiben auf einer Platte anrichten, mit rosa Pfeffer bestreuen. Das Gratin dazu servieren.

1 Portion: ca. 660 kcal und 6% KH

Rezepte aus »Glücklich und schlank«, »Das große LOGI-Kochbuch«, »Das neue große LOGI-Kochbuch«, alle systemed Verlag

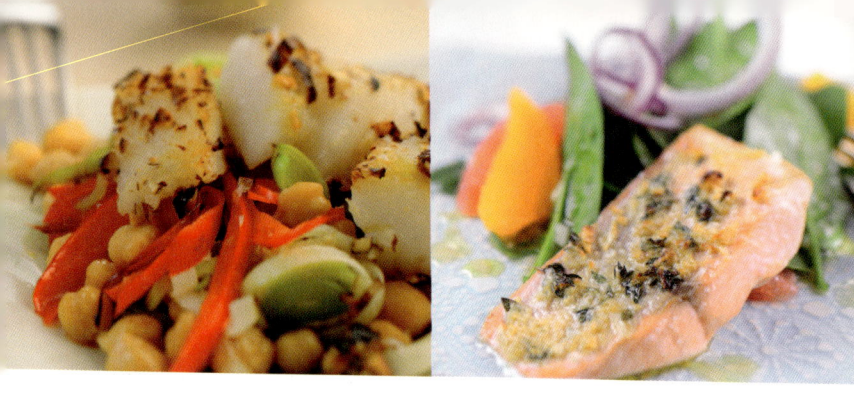

Kichererbsen mit gebackenem Heilbutt
2 Portionen

- 400 g Heilbuttfilet
- Saft von 1 Zitrone
- Meersalz
- 1 Dose Kichererbsen (400 g Inhalt)
- 2 rote und 1 gelbe Paprikaschote
- 2 Stangen Lauch
- 60 g Haselnusskerne
- 2 EL Rapsöl
- 200 ml Weißwein

Heilbutt waschen, trocken tupfen, in Würfel schneiden und mit Zitronensaft beträufeln. Ganz leicht salzen und 10 Minuten ziehen lassen. Kichererbsen in einem Sieb abtropfen lassen. Paprika putzen, waschen, jede Hälfte quer halbieren und in feine Streifen schneiden. Lauch putzen, waschen und die weißen und hellgrünen Teile in feine Ringe schneiden. Haselnüsse grob hacken. Öl in einer Pfanne erhitzen, die Fischwürfel in der Hälfte der Haselnüsse wenden und rundherum in 5 Minuten knusprig braten. Aus der Pfanne heben.

Gemüse und Kichererbsen in die Pfanne geben, anbraten und mit Weißwein ablöschen. Unter Rühren 5 Minuten bei mittlerer Hitze garen. Die Pfanne vom Herd nehmen. Die restlichen Haselnüsse unterrühren. Das Gemüse mit Salz, Pfeffer und Zitronensaft abschmecken. Die Fischwürfel vorsichtig untermischen.

1 Portion: ca. 881 kcal und 32% KH

Lachsfilet mit fruchtigem Spinatsalat
1 Portion

- 150 g Lachsfilet
- 1 TL Zitronensaft
- 1 Knoblauchzehe
- 3 TL Olivenöl
- 1 ½ TL Dijon-Senf
- 1 TL Thymianblättchen
- 80 g frischer Spinat
- 1 kleine rote Zwiebel
- ½ Orange
- ½ rosa Grapefruit
- 1 EL Aceto balsamico
- 1 EL Orangensaft
- Salz und Pfeffer

Backofen auf 220° (Umluft 200°) vorheizen. Den Lachs kalt abbrausen, trocken tupfen und mit Zitronensaft beträufeln. Eine feuerfeste Form dünn mit Öl auspinseln und den Lachs hineinlegen. Knoblauch in ein Schüsselchen pressen und mit 1 TL Öl, 1 TL Senf und Thymian verrühren. Die Oberseite des Fischs damit bestreichen. Im Ofen (oben) etwa 15 Minuten garen. Den Spinat gut waschen und trocken schleudern. Die Zwiebel in feine Ringe schneiden. Die Orange und die Grapefruit samt der weißen Haut schälen und filetieren. Für das Dressing Essig, Orangensaft, ½ TL Senf und 2 TL Öl gut verquirlen. Den Salat kurz vor dem Servieren mit dem Dressing beträufeln und salzen. Den Fisch salzen und pfeffern und mit dem Salat servieren.

1 Portion: ca. 575 kcal und 26 g KH

Auberginenlasagne

4 Portionen

- ▸ 2 kleine Auberginen
- ▸ 1 rote Zwiebel
- ▸ 3 TL Olivenöl
- ▸ 150 g gemischtes Hackfleisch
- ▸ 250 g Tomatenpüree
- ▸ 250 g geschälte Tomaten (Dose)
- ▸ 1 EL Tomatenmark
- ▸ 1 TL getrockneter Oregano
- ▸ 10 frische Basilikumblättchen
- ▸ 60 g Parmesan
- ▸ 90 g Mozzarella
- ▸ 100 g Kichererbsenmehl
- ▸ 150 ml Vollmilch (3,5 % Fett)
- ▸ 50 ml eiskaltes Wasser
- ▸ 3 Eier
- ▸ 1 EL Butter
- ▸ Nach Geschmack Salz und Pfeffer

Den Backofen auf 180° (Umluft 160°) vorheizen. Ein Backblech mit Backpapier belegen. Die Auberginen waschen, putzen, längs in dünne Scheiben schneiden.

Beidseitig salzen und auf das Backblech legen. Im vorgeheizten Ofen auf jeder Seite etwa 7 Minuten backen beziehungsweise bis sie weich werden. Inzwischen die Zwiebel abziehen und fein würfeln. 2 TL Olivenöl in einer beschichteten Pfanne erhitzen. Die Zwiebel darin glasig dünsten. Das Hackfleisch dazugeben und 10 Minuten krümelig braten. Mit Salz und Pfeffer würzen. Tomatenpüree, geschälte Tomaten und Tomatenmark unterrühren. Die Sauce mit Salz, Pfeffer, Oregano und Basilikumblättchen würzen. Bei schwacher Hitze in 15 Minuten offen einkochen lassen. Währenddessen hin und wieder umrühren.

Inzwischen den Parmesan reiben und den Mozzarella in kleine Würfel schneiden. Eine Auflaufform dünn mit Butter einfetten.

Das Kichererbsenmehl mit der Milch und dem Wasser klumpenfrei verrühren. Die Eier verquirlen und unterziehen. Öl und ½ TL Salz einrühren. Eine beschichtete Pfanne mit etwas Butter (oder Öl) ausstreichen und erhitzen.

Eine kleine Kelle Pfannkuchenteig in die Pfanne geben und bei schwacher Hitze den Pfannkuchen auf beiden Seiten backen. Vorsicht: Ist die Temperatur zu hoch, wird der Pfannkuchen außen schnell dunkel und innen weich. Auf diese Weise noch 3–4 Pfannkuchen ausbacken. Die Pfannkuchen halbieren. Etwas Tomatensauce in die Auflaufform geben. Mit der Hälfte der Auberginenscheiben bedecken, diese dabei leicht überlappen lassen. Wieder Tomatensauce darauf verteilen.

Überlappend 4 Pfannkuchenhälften darauf verteilen und mit Tomatensauce begießen. Mit etwas Parmesan bestreuen. Jetzt die Schichten wiederholen: je 1 Schicht Auberginenscheiben, Tomatensauce, Pfannkuchenhälften. Darauf etwas Parmesan und dann alles mit der restlichen Tomatensauce bedecken. Mit dem restlichen Parmesan und Mozzarella bestreuen. Die Lasagne im Ofen (Mitte) etwa 10 Minuten gratinieren, bis der Käse goldbraun wird.

1 Portion: ca. 500 kcal und 24 g KH

Rezepte aus »Glücklich und schlank«, »Das große LOGI-Kochbuch«, »Das neue große LOGI-Kochbuch«, alle systemed Verlag

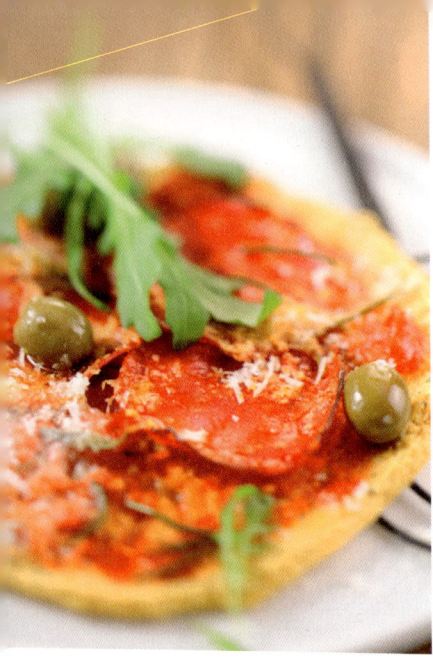

Farinata-Grundteig
4 Portionen

- 125 g Kichererbsenmehl
- 250 ml Wasser
- 1 EL kalt gepresstes, natives Olivenöl
- Nach Geschmack Salz, Pfeffer aus der Mühle und frischer Rosmarin

Das Kichererbsenmehl in eine Schüssel geben, das Wasser nach und nach zugeben und unterrühren. Es entsteht ein flüssiger Brei. Diesen Kichererbsenbrei über Nacht zugedeckt quellen lassen. Möglicherweise bildet sich Schaum an der Oberfläche, diesen mit einem Schaumlöffel abnehmen.

Das Öl unter den Teig rühren und mit Salz und Pfeffer würzen. Sie können zusätzlich frischen, gehackten Rosmarin unterziehen. Den Backofen auf 200° (Umluft 180°) vorheizen.

Abendessen mit LOGI

Zu Tisch bitte: Mit den feinen Abendrezepten vom Alltag entschleunigen, sich und seinen Lieben etwas Gutes tun, den Abend genießen – und sich ganz nebenbei schön schlank essen.

Den Kichererbsenteig auf ein großes beschichtetes Blech oder in eine große, leicht gefettete Auflaufform gießen. Im Backofen (Mitte) etwa 20 Minuten backen, bis die Oberfläche schön braun ist. Die Farinata schmeckt warm am besten.

Farinata Siciliana

Bestreichen Sie die warme Farinata mit etwas Olivenöl und bestreuen Sie sie mit getrocknetem Oregano, Salz und Pfeffer. Sie können ihr mit etwas Chili noch mehr Würze verleihen.

Farinata-Pizza

Nehmen Sie die Farinata aus dem Backofen heraus, sobald die Oberfläche geronnen ist. Belegen Sie sie nach Geschmack, beispielsweise mit Peperoniwurst, Rucola, schwarzen Oliven, etwas Tomatensauce und Parmesan. Dann weitere 5–10 Minuten backen.

1 Portion (Farinata ohne Belag): ca. 124 kcal und 15 g KH

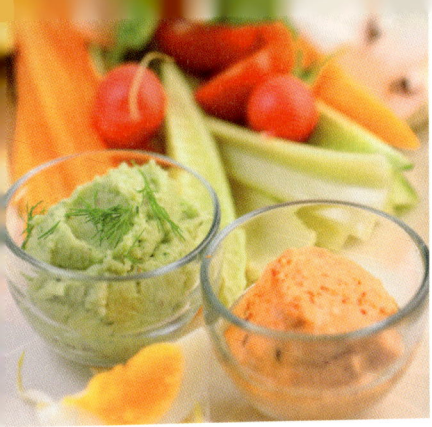

Rohkostplatte mit Avocadocreme und Tomatensalsa
4 Portionen

Rohkost
▸ 1 Salatgurke
▸ 1 Möhre
▸ 1 Kohlrabi
▸ 1 kleiner Rettich
▸ 100 g Champignons
▸ 250 g Cocktailtomaten
▸ 100 g Sojasprossen
▸ 4 Stangen Staudensellerie
▸ 1 Bund Radieschen
▸ 2 Eier

Avocadocreme
▸ 1 Knoblauchzehe
▸ ½ Zitrone
▸ 1 große reife Avocado
▸ ½ TL Meersalz
▸ ¼ TL schwarzer Pfeffer
▸ 4 EL Joghurt
▸ ½ Bund Dill

Tomatensalsa
▸ 1 Zwiebel
▸ 1 Knoblauchzehe
▸ 1 rote Chilischote
▸ 4 reife Tomaten
▸ 2 EL gemahlene Haselnüsse
▸ 1 EL Rapsöl
▸ ½ TL Meersalz
▸ 1 Msp. schwarzer Pfeffer
▸ 1 EL Rotweinessig
▸ 1 EL Honig
▸ 1 Msp. Pimentpulver

Eier in 10 Minuten hart kochen, kalt abschrecken. Für die Avocadocreme die Knoblauchzehe abziehen, in Scheiben schneiden. Zitronenhälfte auspressen. Avocado halbieren, den Kern entfernen und das Fruchtfleisch mit einem Löffel aus der Schale lösen. Sofort mit Knoblauch, Zitronensaft, Salz, Pfeffer, Joghurt und Dillblättchen im Blender oder mit einem Pürierstab pürieren. Die Avocadocreme mit Pfeffer und Zitronensaft abschmecken.

Für die Tomatensalsa Zwiebel und Knoblauchzehe abziehen und in Scheiben schneiden. Chilischote waschen, längs aufschlitzen, die Kerne herauskratzen und die Chili in Ringe schneiden. Tomaten waschen, Stielansätze herausschneiden, die Tomaten vierteln. Tomaten, Zwiebel, Knoblauch, Chili, Haselnüsse, Öl, Salz, Pfeffer, Essig, Honig und Piment pürieren. Mit Pfeffer und 1 Prise Zucker abschmecken.

Das Gemüse mit Ausnahme der Champignons putzen und gegebenenfalls waschen. Gurke längs vierteln und in fingerlange Stifte schneiden. Möhre längs halbieren oder vierteln und ebenfalls in solche Sticks schneiden. Kohlrabi halbieren und in etwa 1 cm dicke Scheiben schneiden. Rettich in Stifte schneiden. Champignons mit Küchentuch trocken abreiben. Die Eier pellen und vierteln. Sojasprossen in einem Sieb abspülen und gut abtropfen lassen. Sellerie und Radieschen mit den anderen Gemüsesticks und -scheiben dekorativ auf einer großen Platte anrichten. Mit den Dips servieren.

Die Dips können gut vorbereitet werden. Das Gemüse sollte aber erst kurz vorm Verzehr in Stücke geschnitten werden. Wenn das nicht möglich ist, das angerichtete Gemüse sorgfältig mit Frischhaltefolie abdecken und kühl stellen.

1 Portion: ca. 334 kcal und 22% KH

Rezepte aus »Glücklich und schlank«, »Das große LOGI-Kochbuch«, »Das neue große LOGI-Kochbuch«, alle systemed Verlag

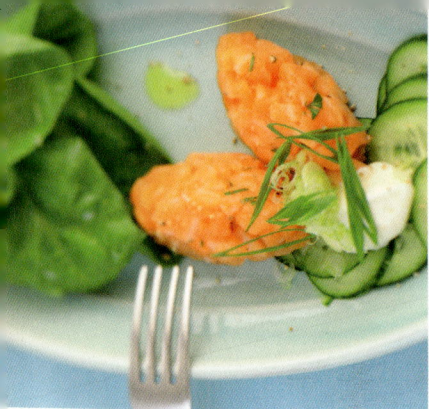

Knuspriges Sesamhähnchen mit karamellisierten Karotten
2 Portionen

- ‣ 250 g Joghurt
- ‣ 2 EL Sojasauce
- ‣ 1 TL Curry
- ‣ 2 Hähnchenbrustfilets à 150 g
- ‣ 25 g Kokoschips
- ‣ 25 g Parmesan
- ‣ 25 g Sesamsaat
- ‣ 250 g junge Karotten mit Grün
- ‣ 2 EL Rapsöl
- ‣ 1 EL Weißweinessig
- ‣ 50 ml Gemüsebrühe
- ‣ 1 EL gehackte Petersilie
- ‣ 1 EL Honig

Joghurt, Sojasauce und Currypulver zu einer Marinade verrühren. Hähnchenbrustfilets kalt abspülen, trocken tupfen, in fingerbreite Streifen schneiden. Mit der Marinade mischen und über Nacht im Kühlschrank durchziehen lassen. Die Hähnchen 30 Minuten vor der Weiterverarbeitung aus dem Kühlschrank nehmen. Backofen auf 200° vorheizen und ein Backblech mit Backpapier belegen. Kokoschips zerbröckeln, Parmesan reiben, mit Sesamsaat in einer flachen Schüssel mischen. Die Hähnchenstreifen aus der Marinade heben und in der Sesammischung wenden. Nebeneinander auf das Backblech legen und im vorgeheizten Ofen in 20–25 Minuten – am besten bei Umluft mit Grill – knusprig backen. Währenddessen Karotten putzen, waschen, längs vierteln und in ca. 5 cm lange Stifte schneiden. Mit ½ EL Öl, der Gemüsebrühe und ½ EL Essig im geschlossenen Topf 10 Minuten bei schwacher Hitze dünsten. Den Deckel abnehmen und unter Rühren köcheln lassen, bis alle Flüssigkeit verdampft ist. ½ EL Öl, ½ EL Essig und den Honig zugeben und die Möhren im Topf wenden, bis sie rundum von einem schönen Glanz überzogen sind. Mit der Petersilie mischen und zu den Sesamhähnchen servieren.

1 Portion: ca. 694 kcal und 13% KH

Lachstatar im Salatbett
2 Portionen

- ‣ 1 Salatgurke
- ‣ 1 TL Kräutersalz
- ‣ 250 g junger Spinat
- ‣ 1 TL Senf
- ‣ Pfeffer aus der Mühle
- ‣ 2 EL Rapsöl
- ‣ 1 Handvoll frische Kräuter
- ‣ 200 g rohes Lachsfilet
- ‣ 2 Lauchzwiebeln
- ‣ 2 EL Crème fraîche
- ‣ 2–3 EL Zitronensaft
- ‣ ¼ TL Meersalz

Gurke waschen. In feine Scheiben hobeln, mit Kräutersalz bestreuen und 10 Minuten ziehen lassen. Spinat waschen, trocken schleudern und in mundgerechte Stücke zupfen. Auf 2 Tellern anrichten. Gurke in einem Sieb abtropfen lassen, das Gurkenwasser auffangen. Die Gurkenscheibchen auf dem Salat verteilen. Gurkenwasser, Senf und Pfeffer verrühren, das Öl unterschlagen. Dressing über den Salat träufeln. Kräuter verlesen, waschen und trocken tupfen. Einige dekorative Blättchen beiseite legen. Lachs, Lauchzwiebeln, Kräuter und Crème fraîche mittelfein pürieren. Nach Geschmack mit Zitronensaft und Salz würzen. Mit 2 Esslöffeln kleine Bällchen formen und jeweils in die Mitte der Salatteller setzen. Mit Kräuterblättchen garnieren.

1 Portion: ca. 354 kcal und 11% KH

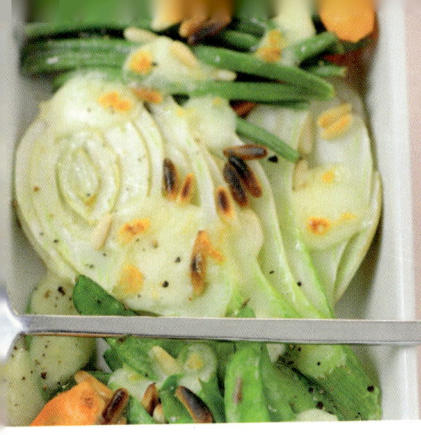
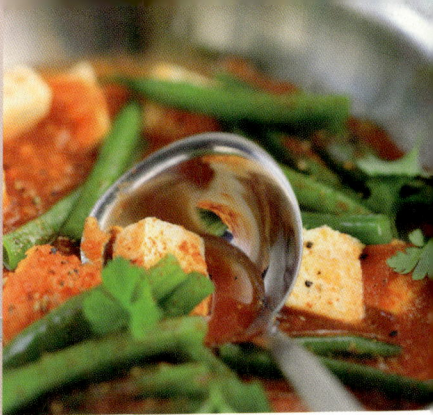

Gemüsegratin mit Pinienkernen
2 Portionen

- 150 g Fenchel
- 150 g Möhren
- 150 g Kaiserschoten
- 150 g gelbe Brechbohnen
- 1 TL Olivenöl
- 125 g Mozzarella
- 20 g Pinienkerne
- Nach Geschmack Petersilie, Salz und Pfeffer

Fenchel und Möhren putzen, waschen und in dünne Scheiben schneiden. Kaiserschoten und Brechbohnen waschen, putzen und in mundgerechte Stücke schneiden. In einem großen Topf Salzwasser zum Kochen bringen und das Gemüse darin nacheinander jeweils etwa 3 Minuten blanchieren. Mit eiskaltem Wasser abschrecken und in einem Sieb abtropfen lassen. Eine Auflaufform dünn mit Öl einfetten. Das Gemüse nach Farben sortiert einschichten, mit etwas Salz und Pfeffer würzen. Den Mozzarella abtropfen lassen und in sehr feine Stifte schneiden. Den Auflauf mit Mozzarella und Pinienkernen bestreuen. Im Backofen (Mitte) etwa 15–20 Minuten überbacken, bis der Käse goldgelb ist. Vor dem Servieren mit frisch gehackter Petersilie bestreuen.

1 Portion: ca. 344 kcal und 18 g KH

Tomaten-Bohnen-Eintopf
2 Portionen

- 300 g grüne Bohnen
- 300 g Tomaten
- 1 Zwiebel
- 2 Knoblauchzehen
- ½ Bund Petersilie
- ½ TL Meersalz
- 1 Msp. schwarzer Pfeffer aus der Mühle
- 1 Msp. Paprikapulver, rosenscharf
- 1 TL Kräuter der Provence
- 250 g Kräutertofu
- 2 EL Sojacuisine

Bohnen entfädeln, waschen und in 3 cm lange Stücke schneiden. In kochendem, leicht gesalzenem Wasser in ca. 8 Minuten bissfest garen. In ein Sieb abgießen und abtropfen lassen. Tomaten waschen, die Stielansätze herausschneiden. Zwiebel und Knoblauchzehen abziehen, vierteln. Petersilie waschen und trocken schütteln. Mit Tomaten, Zwiebel und Knoblauch im Blender oder mit dem Pürierstab pürieren. In einen Topf geben, mit Salz, Pfeffer, Paprikapulver und getrockneten Kräutern würzen und zum Kochen bringen. 5 Minuten köcheln lassen. Tofu in mundgerechte Würfel schneiden. Mit den Bohnen zum Tomatengemüse geben. Die Sojacuisine einrühren. Mit Salz und Pfeffer abschmecken.

1 Portion: ca. 274 kcal und 17% KH

Rezepte aus »Glücklich und schlank«, »Das große LOGI-Kochbuch«, »Das neue große LOGI-Kochbuch«, alle systemed Verlag

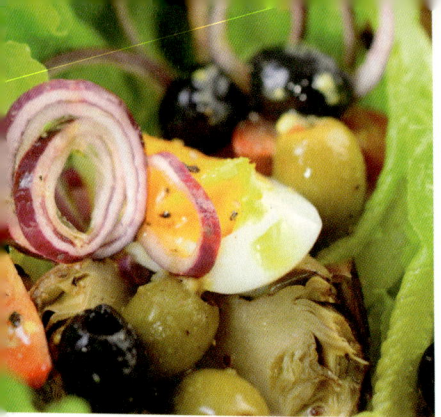

Putenbrust Tomate-Mozzarella
2 Portionen

- ▸ 2 Putenbrustfilets (etwa 300 g)
- ▸ 150 g Strauchtomaten
- ▸ 75 g Mozzarella
- ▸ 2 EL Olivenöl und etwas Öl für die Form
- ▸ 6–10 Basilikumblättchen
- ▸ 2 TL Basilikum-Pesto
- ▸ Nach Geschmack Salz, Pfeffer und getrockneter Oregano

Die Putenbrustfilets abbrausen, trocken tupfen und leicht flach klopfen. Die Tomaten waschen, vom Stielansatz befreien und in Scheiben schneiden. Den Mozzarella in Scheiben schneiden. Den Backofen auf 200° (180° Umluft) vorheizen.

1 EL Öl in einer beschichteten Pfanne erhitzen und die Filets darin von beiden Seiten kurz anbraten. Eine Auflaufform dünn mit Öl einpinseln. Das Fleisch in die Auflaufform legen, mit Salz und Pfeffer würzen und die Oberseite mit Pesto bestreichen. Darauf die Tomatenscheiben, dann die Basilikumblättchen und zum Schluss die Mozzarellascheiben schichten. Mit etwas Olivenöl beträufeln und mit dem Oregano bestreuen. Im Backofen (Mitte) 25–30 Minuten garen. Dazu können Sie Feldsalat, Rucola oder Lollo Rosso servieren.

1 Portion: ca. 348 kcal und 2 g KH

Mediterraner Salat mit Ei
1 Portion

- ▸ 2 Eier
- ▸ 4 Artischockenherzen (Glas)
- ▸ 1 kleiner Romana-Salat
- ▸ 1 Fleischtomate
- ▸ kleine rote Zwiebel
- ▸ 50 g schwarze Oliven ohne Stein
- ▸ 50 g grüne Oliven mit Paprika
- ▸ 2 EL Weißweinessig
- ▸ 1 TL Senf
- ▸ ¼ TL Salz
- ▸ 2 Msp. schwarzer Pfeffer
- ▸ 1 TL Honig
- ▸ 2 EL Rapsöl

Eier in 10 Minuten hart kochen, kalt abschrecken. Artischockenherzen in einem Sieb abtropfen lassen. Salat waschen, trocken schleudern und in mundgerechte Stücke zupfen. Tomate waschen, Stielansatz herausschneiden und die Tomate in Würfel schneiden. Zwiebel abziehen und in feine Ringe schneiden. Oliven in nicht zu dünne Ringe schneiden. Artischocken und die gepellten Eier vierteln. Alle Salatzutaten vorsichtig mischen. Weißwein, Senf, Salz, Pfeffer und Honig verrühren. Das Öl unterschlagen. Das Dressing in ein kleines Gläschen füllen. Erst unmittelbar vor dem Verzehr mit dem Salat mischen.

1 Portion: ca. 756 kcal und 13% KH

Thailändisches Rindercurry
2 Portionen

- 200 g frische Ananas (geschält gewogen)
- 200 g Brokkoli
- 200 g Zuckerschoten
- 200 g Sojasprossen
- 1 rote Paprikaschote
- 150 ml Kokosmilch
- ½ TL rote Thai Curry-Paste
- 1 TL Zitronengras (aus dem Glas)
- 2 EL Sojasauce
- 2 EL Erdnussöl
- 300 g Rindergulasch
- Nach Geschmack Salz und Pfeffer

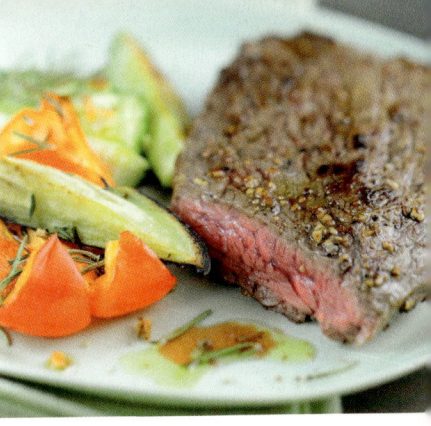

Die Ananas schälen und in fingerdicke Würfel schneiden. Brokkoli, Zuckerschoten, Sojasprossen und Paprika putzen und waschen. Die Sojasprossen gut abtropfen lassen. Die Brokkoliröschen vom Strunk schneiden, den Strunk in Scheiben schneiden.

Die Paprika in Streifen schneiden. Kokosmilch, Currypaste, Zitronengras, Sojasauce, Salz und Pfeffer in einer Tasse gut verrühren. 1 EL Öl im Wok erhitzen, das Rindergulasch darin rundum scharf anbraten.

Auf das kleine Wokgitter heben. Erneut 1 EL Öl erhitzen. Die Paprika und die Brokkolischeiben 5 Minuten pfannenrühren. Die Brokkoliröschen dazugeben, anbraten und das Gemüse auf das Gitter heben. Zuckerschoten und Sojasprossen im Wok 2 Minuten im heißen Fett pfannenrühren. Die Ananasstücke dazugeben und kurz mitgaren. Fleisch und das übrige Gemüse wieder in den Wok geben. Die Würzsauce darüber gießen und unter Rühren alles einmal kurz aufkochen lassen. Sofort servieren.

1 Portion: ca. 615 kcal und 32 g KH

Steak mit mediterranem Ofengemüse
1 Portion

- ½ kleine Aubergine
- 1 kleiner Zucchino
- ½ rote Paprikaschote
- ½ kleine Chilischote
- 1 Knoblauchzehe
- 1 EL Olivenöl
- 1 TL Thymian
- 1 TL Rosmarin
- 1 EL Rapsöl
- 180 g Rindersteak
- Meersalz und Pfeffer

Aubergine, Zucchino und Paprika in mundgerechte Stücke schneiden. Die Chilischote in feine Ringe schneiden. Den Knoblauch fein hacken. Olivenöl, Thymian, Rosmarin, Chili und Knoblauch gut verrühren. Das Gemüse mit der Kräutermarinade in einen Gefrierbeutel geben. Gut verschließen, alles verschütteln und mindestens 20 Minuten durchziehen lassen. Den Backofen auf 200° (Umluft 180°) vorheizen. Das Gemüse auf einem Backblech ausbreiten, mit Meersalz und Pfeffer würzen und im Ofen (Mitte) 20–25 Minuten garen. Nach 10 Minuten Garzeit das Rapsöl in einer Pfanne erhitzen. Das Fleisch salzen und pfeffern und auf beiden Seiten jeweils 2–3 Minuten braten. Anschließend in Alufolie wickeln und 5 Minuten ruhen lassen. Das Steak mit dem Ofengemüse servieren.

1 Portion: ca. 525 kcal und 12 g KH

Rezepte aus »Glücklich und schlank«, »Das große LOGI-Kochbuch«, »Das neue große LOGI-Kochbuch«, alle systemed Verlag

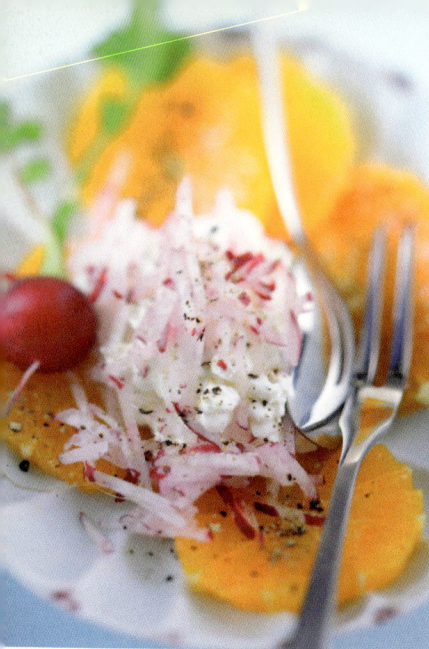

Radieschencreme mit Orangen
1 Portion

- ▸ 1 große Orange
- ▸ 1 Bund Radieschen
- ▸ 200 g körniger Frischkäse
- ▸ ½ TL Kräutersalz
- ▸ 1 Msp. weißer Pfeffer
- ▸ 1 TL Zitronensaft
- ▸ Schwarzer Pfeffer aus der Mühle

Orange schälen, in Spalten teilen und diese kreisförmig auf einem Teller anrichten. Die Radieschen putzen, waschen und grob raspeln. Mit Frischkäse, Salz, weißem Pfeffer und Zitronensaft verrühren. Die Radieschencreme in der Tellermitte anrichten. Mit schwarzem Pfeffer übermahlen.

Variante: Verfeinern Sie die Frischkäsecreme mit frischen Kräutern wie Schnittlauch, Zitronenmelisse oder Sauerampfer. Statt Orangenspalten schmecken auch viele Gemüsesorten sehr gut dazu oder zum Beispiel auch Lammfleischbällchen.

1 Portion: ca. 295 kcal und 31% KH

Alles zum Mitnehmen und für den Hunger zwischendurch

Gut verstaut in Sandwichdosen oder Plastikschüsseln bereiten diese kleinen Mahlzeiten auch in der Pause in Schule, Büro und unterwegs große Gaumenfreuden und bremsen auch die eine oder andere Heißhungerattacke aus.

Gemüsechips
2 Portionen

- ▸ 500 g Gemüse (zum Beispiel Petersilienwurzel, Kohlrabi, Sellerie oder Möhren)
- ▸ 2 EL Olivenöl
- ▸ Nach Geschmack Meersalz
- ▸ Backpapier

Backofen auf 210° (Grillstufe) vorheizen. Ein Backblech mit Backpapier belegen. Gemüse schälen, in 2 mm dicke Scheiben schneiden und mit 1 EL Olivenöl ausstreichen. Gemüsescheiben auf dem Backblech verteilen, mit dem restlichen Öl bepinseln und mit Meersalz bestreuen. Im Backofen auf oberster Schiene ca. 15 Minuten backen. Dann den Backofen ausschalten, öffnen und die Gemüsescheiben in der restlichen Hitze trocknen lassen

1 Portion: ca. 145 kcal und 14 g KH

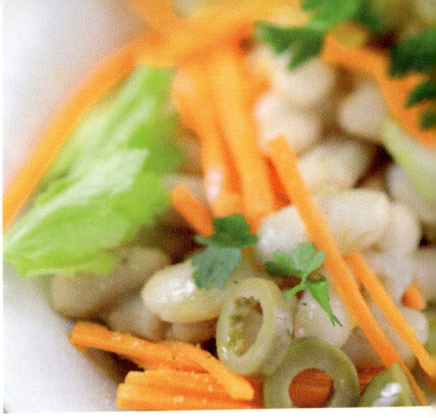

Paprikacreme
1 Portion

- ▸ 100 g Magerquark
- ▸ 100 g Joghurt
- ▸ 2 EL Sojacuisine
- ▸ ¼ TL Kräutersalz
- ▸ ¼ TL Paprikapulver, edelsüß
- ▸ 1 Msp. Paprikapulver, rosenscharf
- ▸ 1 kleine rote Paprikaschote
- ▸ 1 kleine rote Zwiebel
- ▸ 2 Frühlingszwiebeln

Quark, Joghurt und Sojacuisine mit Salz und Paprikapulver glatt rühren. Zwiebel abziehen und sehr klein würfeln. Paprika und Frühlingszwiebeln putzen und waschen. Paprika ebenfalls fein würfeln. Weißen und hellgrünen Teil der Frühlingszwiebeln in feine Ringe schneiden. Das Gemüse unter den Quark mischen.

1 Portion: ca. 247 kcal und 46% KH

Parmesancracker
2 Portionen

- ▸ 60 g Parmesan
- ▸ 10 Rosmarinblätter oder Thymianzweige
- ▸ 1 EL gehackte glatte Petersilie
- ▸ Backpapier

Den Backofen auf 200° (Umluft 180°) vorheizen. Ein Backblech mit Backpapier belegen. Den Parmesan fein reiben. Die Kräuter waschen, fein hacken und mit dem Parmesan mischen. Jeweils 1 EL Parmesan, schwach gehäuft, auf das Blech legen und mithilfe eines Schnapsglases rund formen. Die Cracker 3–4 Minuten (oben) backen, bis der Parmesan zerlaufen ist und sich leicht goldgelb färbt. Herausnehmen und etwas abkühlen lassen. Um überschüssiges Fett abzusaugen, die Cracker noch warm auf Küchenkrepp legen.

1 Portion: ca. 100 kcal und < 0,1 g KH

Weiße Bohnen mit Minze
1 Portion

- ▸ 100 g Staudensellerie
- ▸ 100 g Möhre
- ▸ 1 kleine Knoblauchzehe
- ▸ 150 g weiße Bohnen (Dose)
- ▸ 1 EL Olivenöl
- ▸ 10 g frische Minze
- ▸ 1 Spritzer Weißweinessig
- ▸ 20 g entsteinte Oliven
- ▸ Salz und Pfeffer

Den Staudensellerie und die Möhre putzen, waschen und in feine Streifen schneiden. Den Knoblauch abziehen und fein würfeln. Die Bohnen in einem Sieb kalt abbrausen, abtropfen lassen. Das Öl in einer beschichteten Pfanne erhitzen. Den Knoblauch darin bei mittlerer Hitze kurz anbraten. Sellerie und Möhren zugeben, unter Rühren bissfest garen. Bei Bedarf etwas Wasser zugeben. Mit Salz und Pfeffer würzen.

Die Bohnen zugeben und noch etwa 10 Minuten köcheln lassen. Inzwischen die Minzeblättchen fein hacken. Unter das gegarte Bohnengemüse mischen. Den Essig unterrühren und das Bohnengemüse von der heißen Herdplatte nehmen. Rund 5 Minuten durchziehen lassen. Mit den Oliven garnieren und lauwarm servieren.

1 Portion: ca. 310 kcal und 20 g KH

Rezepte aus »Glücklich und schlank«, »Das große LOGI-Kochbuch«, »Das neue große LOGI-Kochbuch«, alle systemed Verlag

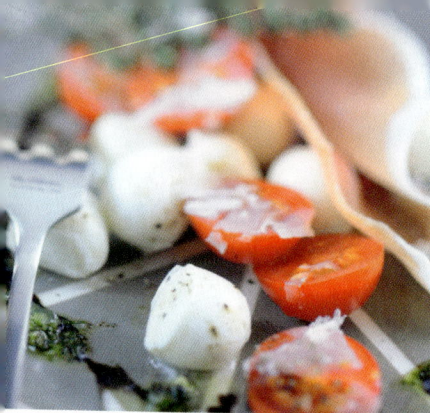

Pestocaprese mit Schinken und Parmesan
1 Portion

▸ 250 g Cocktailtomaten
▸ 100 g Mozzarellakugeln
▸ 2 Scheiben roher Schinken
▸ 2 TL Pesto
▸ 1 EL Aceto balsamico
▸ 20 g gehobelter Parmesan
▸ Salz und Pfeffer

Die Tomaten waschen, halbieren. Den Mozzarella abtropfen lassen. Den Schinken in kleine Quadrate schneiden. Pesto und Essig verrühren. Mit Tomaten, Mozzarella und Schinken mischen. Salzen, pfeffern und mit dem Parmesan bestreuen.

Vegetarier können den Schinken durch 140 g Mozzarella zusätzlich ersetzen.

1 Portion: ca. 505 kcal und 7 g KH

Apfel-Chicorée-Salat
2 Portionen

▸ 200 g Chicorée
▸ 2 kleine Äpfel, z.B. Braeburn
▸ 1 EL Walnusskerne
▸ 1 EL Sherryessig
▸ 1 EL Orangensaft
▸ 3 EL saure Sahne
▸ Nach Geschmack Salz und Pfeffer

Den Chicorée waschen, halbieren, den festen Stielansatz entfernen und den Chicorée in Streifen schneiden. Die Äpfel schälen, vierteln, entkernen und in Scheiben schneiden. Die Walnusskerne hacken.

Essig, Salz, Pfeffer und den Orangensaft mischen. Mit der sauren Sahne zu einem glatten Dressing verrühren. Chicorée, Äpfel und gehackte Walnüsse mischen und diesen Salat mit dem Dressing beträufeln.

1 Portion: ca. 182 kcal und 22 g KH

Lachscreme auf Knabberscheiben
1 Portion

▸ 1 Frühlingszwiebel
▸ 50 g Räucherlachs
▸ 100 g Frischkäse (45 % Fett i. Tr.)
▸ 2 EL Naturjoghurt (3,5 % Fett)
▸ 1 EL Dillblättchen
▸ 1 kleiner zarter Kohlrabi
▸ 1 Minigurke
▸ ¼ TL Kräutersalz

Die Frühlingszwiebel putzen, waschen und den weißen und hellgrünen Teil in feine Ringe schneiden. Den Lachs mit Frischkäse, Joghurt, Dill und Kräutersalz pürieren. Die Zwiebelringe unterrühren. Den Kohlrabi schälen, die Gurke waschen und trocken tupfen. Jeweils in etwa fingerdicke Scheiben schneiden. Die Gemüsescheiben wie Canapés mit der Lachscreme bestreichen.

1 Portion: ca. 335 kcal und 16 g KH

Hackfleischbrot

ergibt ca. 10 Scheiben

- ▸ 1 Zwiebel
- ▸ 500 g gemischtes Hackfleisch
- ▸ 100 g geriebener Emmentaler
- ▸ 2 Eier
- ▸ 4 EL Weizenmehl
- ▸ 1 EL Rapsöl
- ▸ Nach Geschmack Salz und Pfeffer

Die Zwiebel abziehen und in sehr kleine Würfel schneiden. Das Hackfleisch mit der Zwiebel, Käse, Eiern, Mehl, Salz und Pfeffer gut verkneten. Mit einem Pürierstab fein pürieren. Den Hackfleischteig wie einen Brotlaib formen. Das Öl in einer großen Pfanne erhitzen. Das Hackfleisch darin bei mittlerer Hitze von allen Seiten anbraten und bräunen lassen. Nach rund 10 Minuten 100 ml Wasser angießen. Das Hackfleischbrot noch eine halbe Stunde bei schwacher Hitze garen. Dabei immer wieder wenig Wasser angießen (insgesamt noch bis zu 200 ml) und den Laib wenden. Erkalten lassen und das Hackfleischbrot in Scheiben schneiden.

Dieses Hackfleischbrot können Sie wie jedes herkömmliche Brot mit Frischkäse, Tomaten, Gurken und Kräutersalz belegen.

Hackfleisch statt Mehl macht einen beachtlichen Kohlenhydrat-Spareffekt aus! Jede Scheibe Hackfleischbrot spart gegenüber einer vergleichbaren Portion Vollkornbrot 90 Prozent Kohlenhydrate ein.

1 Scheibe: ca. 110 kcal und 3 g KH

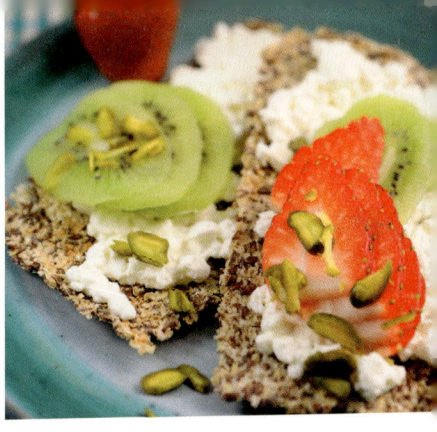

Fruchtige Knäckebrote

1 Portion

Für 2 Scheiben Knäckebrot
- ▸ 1 EL geschroteter Leinsamen
- ▸ 1 EL Haferkleie
- ▸ ½ TL Rapsöl

Für den Belag
- ▸ 50 g Hüttenkäse
- ▸ 1 Kiwi
- ▸ 50 g Erdbeeren
- ▸ 2 TL gehackte Pistazien

Leinsamen und Haferkleie mit 3 EL Wasser verrühren. 3–5 Minuten quellen lassen. Einen großen, flachen Teller mit Backpapier belegen und dieses mit dem Öl bepinseln. Die Knäckebrotmasse zu 2 ganz dünnen Scheiben auf dem Backpapier verstreichen. Am besten mit angefeuchteten Fingern oder einem feuchten Löffel flach andrücken. Für 3–5 Minuten in der Mikrowelle auf höchster Stufe erhitzen. Die Knäckebrote mit jeweils 1 EL Hüttenkäse bestreichen. Die Kiwi schälen und in Scheiben schneiden. Die Erdbeeren waschen, entkelchen und in Scheibchen schneiden. Die Früchte auf dem Hüttenkäse verteilen und mit Pistazien bestreuen.

1 Portion: ca. 365 kcal und 22 g KH

Wenn Sie Hunger haben, müssen Sie etwas essen

Das ist eine wichtige Voraussetzung, um mit der LOGI-Methode dauerhaft Erfolg zu haben. Sobald eine Ernährungsumstellung mit Hungerqualen verbunden ist, werden Sie sie kaum durchhalten. Der Punkt ist allerdings: Essen Sie wirklich erst, wenn Sie Hunger haben. Nicht, weil Ihnen langweilig ist oder weil Sie sich über jemanden geärgert haben oder sich nicht gut fühlen. Aber was sollen Sie essen?

Ein klarer Favorit sind gekochte Eier! Die können sie immer im Kühlschrankvorrat haben oder in einer kleinen Vorratsbox mitnehmen. Dazu ein wenig gute Mayonnaise oder Fischpaste. Das schmeckt einfach köstlich und sättigt sehr gut.

Obst- und Gemüsesticks, gerne auch mit Frischkäse oder einem Quark- oder Joghurtdip. Lecker ist auch Erdnussbutter!

Die Klassiker: essigsaure Gurken (Ohne Zuckerzusatz! Auf die Zutatenliste achten.), Oliven, eingelegtes Gemüse (Antipasti).

Reste von kaltem Fleisch, Geflügel oder Räucherfisch in Salatblättern eingerollt – ein Genuss.

Gemischte Nüsse – vergessen Sie den Kaloriengehalt! Als Zwischenmahlzeit sättigen und befriedigen sie und Sie laufen kein Risiko, zu viel Energie aufzunehmen.

Luftgetrocknete Salami (Scheibchen für Scheibchen – und in aller Ruhe auskosten).

Bei Süßattacken am Nachmittag: ein Stück schwarze Schokolade – wichtig: mindestens 70 Prozent Kakaogehalt!

Oder bei Hunger, gemischt mit Durst: Zwei Gläser Wasser schluckweise trinken oder noch besser eine Tasse heiße Gemüsebrühe. Macht (fast) satt und ist ideal, wenn Ihnen beim Essenvorbereiten der Magen knurrt. So können Sie in Ruhe kochen und sich etwas Feines zubereiten.

Kleine Sünden sind erlaubt

Sie müssen sich einen Teller Spaghetti oder die geliebten Bratkartoffeln nicht versagen, wenn Sie trotz LOGI-Methode der unstillbare Appetit auf einen dieser Dickmacher überkommt. Sobald Sie sich diese immer verkneifen, werden Pasta & Co. wie alles Verbotene zur wichtigsten Angelegenheit der Welt. Also genehmigen Sie sich die Nudeln und auch die Kartoffeln, wenn Sie unbedingt mögen, aber versuchen Sie, mit einer kleineren Portion auszukommen. Nachnehmen können Sie immer noch. Die gute Nachricht: Schon nach kurzer brot- und kartoffelarmer Zeit werden Sie merken, dass das Verlangen danach deutlich nachlässt. Das liegt daran, dass unter LOGI die Insulinausschüttung über den Tag verteilt niedrig ist.

Wichtig, auch wenn Sie mal »gesündigt« haben: Werfen Sie die Flinte nicht ins Korn, machen Sie mit LOGI weiter! Im Übrigen: Die wenigsten schaffen es auf Anhieb, auf ihre geliebten Brötchen, Nudeln oder Kartoffeln zu verzichten.

Was gibt es zu trinken?

Eine ausreichende Flüssigkeitsversorgung ist eine der wichtigsten Voraussetzungen für Ihre körperliche und geistige Leistungsfähigkeit, für Wohlbefinden und Lebenskraft: Dabei muss das Verhältnis von Flüssigkeitsaufnahme und -ausscheidung stimmen. Zu wenig zu trinken verlangsamt nicht nur den Abnehmprozess, sondern stellt auch ein Gesundheitsrisiko dar.

Jeden Tag verliert man etwa 2,5 Liter Wasser über den im Atem enthaltenen Wasserdampf, durch Schwitzen oder über die Harnwege. Diesen Verlust müssen Sie ausgleichen. Dabei gilt als Faustregel und unter Normalbedingungen: 35 bis 40 Milliliter Wasser pro Kilogramm Körpergewicht. Ohne schweißtreibende körperliche Anstrengung, keine heißen Außentemperaturen, kein Fieber, kein Durchfall oder Erbrechen braucht eine Frau rund 2 Liter Wasser, ein Mann 2,5 Liter, Kinder bis etwa zehn Jahre 1,5 bis 2 Liter und Kinder ab 10 Jahre 2 Liter. Allerdings muss man das nicht alles in flüssiger Form zu sich nehmen, denn bei einer Ernährung nach LOGI wird schon etwa ein Drittel davon durch die Nahrung aufgenommen.

Am besten: Wasser

Wasser ist ideal, um Flüssigkeitsverluste auszugleichen oder ihn vorzubeugen. Achten Sie dabei vor allem auf die Qualität des Wassers. Am besten ist ein mineralstoffreiches natürliches Mineralwasser, rein und frei von Schadstoffen. Quellwasser aus den Bergen oder Naturschutzgebieten erfüllt diese Voraussetzungen. Leitungswasser hat in Deutschland, Österreich und der Schweiz in der Regel Trinkwasserqualität, ist nur oft mineralarm. Aus diesem Grund sind Mineralwässer insbesondere bei viel körperlicher Aktivität günstiger. Sollten Sie in einem Altbau wohnen, lohnt es sich, beim Haus- oder Wohnungsbesitzer nachzufragen, ob die Wasserrohre verbleit oder kupferhaltig sind und so die Wasserqualität beeinträchtigen. Ärzte und Ernährungswissenschaftler raten auch von Mineralwässern schlechter Qualität, das heißt mit einem unausgewogenen Mineralstoffgehalt ab, da der menschliche Körper die angereicherten Wässer nur schwer verwerten kann. Auch das Transportieren des Wassers in Plastikflaschen kann das Wasser problematisch machen, indem die in vielen Plastikflaschen vorhandenen Weichmacher im Wasser gelöst werden und so in den Körper aufgenommen werden. Weichmacher können bei entsprechend hoher Dosis krebsauslösend wirken. Trinkwasser in städtischen Regionen weisen gelegentlich Rückstände von Medikamenten auf, die nicht vollständig durch die Kläranlage oder Reinigungsverfahren entfernt werden können. Erkundigen Sie sich am besten bei Ihrem Wasserwirtschaftsamt danach, ob das örtlich verfügbare Trinkwasser zur Herstellung von Babynahrung geeignet ist. Dann können Sie bedenkenlos das Wasser aus dem Hahn trinken.

Weniger ist mehr!

Vorsicht ist beim Genuss von Obstsäften angezeigt. Natürlich können Sie sich hin und wieder einen Smoothie oder ein Glas reinen Fruchtsaft gönnen. Doch trinken Sie Saft nicht, um Ihren Flüssigkeitsbedarf zu stillen! Dafür liefert er zu viel Zucker, der durstig macht, sowie viele leere Kalorien. Außerdem bewirkt ein hoher Konsum von Fruchtzucker einen Anstieg der Harnsäure und stellt damit ein Gichtrisiko dar. Darüber hinaus lässt Fruchtzucker die Leber verfetten! Schon ein großes Glas Saft enthält mehr Früchte in konzentrierter Form, als Sie in natürlicher Form auf einmal verzehren würden. Doch Nährstoff-, Ballaststoff- und Wassergehalt sind im Vergleich zu frischem Obst gering.

Bei intensivem sportlichem Training von über einer Stunde benötigen Sie neben der Flüssigkeit auch eine gewisse Kohlenhydratmenge. Dann sind verdünnte Obstsäfte wie Apfelsaftschorle (ein Teil Saft gemischt mit drei oder vier Teilen Wasser) bestens geeignet! Limonaden sind so gar nicht im Sinne von LOGI und als Durstlöscher gänzlich ungeeignet. Betrachten Sie Limonaden und andere gezuckerte Getränke wie eine Süßigkeit, die Sie sich nur hin und wieder genehmigen. Die Zuckerbomben sind frei von lebenswichtigen Nährstoffen oder gesunden Begleitstoffen, machen nicht satt und treiben den Blutzucker- und Insulinspiegel in die Höhe. Milch fällt ebenfalls nicht in die Rubrik Durstlöscher. Es handelt sich per Definition um ein Lebensmittel – und so sollten Sie sie auch einsetzen.

Und Alkohol?

Mit alkoholischen Getränken sollten Sie Ihren täglichen Flüssigkeitsbedarf natürlich auch nicht decken. Alkohol ist ein Genussmittel und sollte in entsprechend moderaten Mengen getrunken werden. Das hat sogar einen wesentlichen Vorteil: Eine Menge von bis zu 30 Gramm Alkohol mindert die Insulinresistenz. Wenn Sie mögen, können Sie sich täglich zum Essen ein Gläschen trockenen Wein oder ein Bier gönnen. So hat die Gaumenfreude sogar gesundheitliche Benefits – es bringt den Stoffwechsel auf Trab und senkt sogar das Herzinfarktrisiko.

Essen unterwegs

Wenn Sie beruflich viel unterwegs sind, kennen Sie die Situation, wenn es schnell mal darum geht, sich etwas »auf die Hand« zu besorgen: Ganz gleich, an welchem Imbissstand oder bei welchem Bäcker oder Metzger Sie stehen, überall bekommen Sie vor allem Gerichte oder kleine Mahlzeiten mit Kohlenhydraten satt. Belegte Brötchen mit Wurst oder Käse, Sandwiches, Käsegebäck, Hamburger, Fischbrötchen, Pizza, Döner und dergleichen. Alles lecker, vor allem, wenn man richtig Hunger hat und auf Zuckerentzug ist. Tja, genau die sollten Sie aber meiden. Was tun?

Am einfachsten geht es im Restaurant, auch in einer Fast-Food-Kette oder auch in der Kantine. Ein gemischter Salat mit Ei oder Thunfisch geht immer. Einen Hamburger können Sie auch dazu bestellen. Das labberige Brötchen lassen Sie dann einfach weg. Das ist zwar Lebensmittelverschwendung – aber in so einem Hamburgerbrötchen steckt nicht wirklich nennenswert etwas drin, außer leeren Kalorien, von den blutzucker- und insulinwirksamen Kohlenhydraten einmal abgesehen. Auch im Supermarkt und in größeren Metzgereien gibt es Salattheken. Nehmen Sie alles, was schön bunt oder grün ist und lassen Sie die Nudel- und Reissalatvarianten links liegen. Toll sind asiatische Imbissstände: Da gibt es feine Suppen und viele Gemüsegerichte. Den Reis brauchen Sie nicht. Ideal ist auch Linsen- oder Bohnensuppe. Auch türkische und arabische Bistros oder Restaurants sind eine echte Bereicherung mit ihrer schlanken und gesunden Aromenküche: Dort können Sie zwischen Eintöpfen mit Hülsenfrüchten, Fleisch mit Gemüse, Döner oder Falafel mit Salat wählen (wird Brot als Beilage gereicht, lassen Sie die Hälfte heldenhaft zurückgehen oder nehmen sie gar nicht erst an). Bei den Chinesen, Japanern, Vietnamesen und den Thailändern ist die Auswahl an Fleisch, Geflügel und Fisch mit Gemüse riesig: Sie sollten nur auf den Reis verzichten. Bei günstigeren Asiaten muss man leider öfter mit dem appetitfördernden Zusatz an Natriumglutamat rechnen. Ansonsten sind auch alle Gerichte aus der gesunden Mittelmeerküche empfehlenswert – außer den stärkereichen Beilagen, die traditionell um so mehr verzehrt werden mussten, je ärmer man war und sich leckeren Fisch, Fleisch, Gemüse und Obstportionen nicht leisten konnte. Wenn Ihnen danach noch der Sinn nach etwas Süßem steht: Kaufen Sie sich Obst und ergänzen Sie die Mahlzeit durch Buttermilch oder einen ungesüßten Joghurt. Abends lassen Sie das Obst lieber weg und löffeln nur einen Joghurt.

Und am allerwichtigsten: Nehmen Sie sich auch für Ihre Mitnehmmahlzeit Zeit für eine Pause. Setzen Sie sich im Sommer in den Park und genießen Sie Ihr kleines Mittagessen in der Sonne. Damit tun Sie das Wichtigste für die Vitamin-D-Versorgung. Wenn es regnet und Sie im Büro bleiben, räumen Sie Ihren Schreibtisch, bevor Sie speisen (zumindest in der Mitte). Am besten schmecken auch Gerichte zum Mitnehmen in angenehmer Gesellschaft mit dem Lieblingskollegen oder der besten Freundin.

(i) *LOGIsch bestellen: Im Restaurant bestellen Sie am besten à la carte. Sie können darum bitten, die Beilagen wegzulassen und stattdessen mehr Gemüse oder Salat zu bekommen. Sollte das in irgendeiner Weise Umstände bereiten, sollten Sie Ihre Restaurantwahl überdenken oder die Beilagen selbst an den Tellerrand schieben. Immer hübsch dabei lächeln! Tja, den Brotkorb lassen Sie entweder zurückgehen oder Sie gönnen sich bei besonders leckeren, frischen Sorten eine kleine Ausnahme, die Sie mit frischer Butter, oder was die Küche sonst zu bieten hat, bestreichen.*

Dranbleiben ist alles

Ein Hindernis auf dem Weg zu einem gesünderen Lebensstil ist die innere Einstellung, von manchen auch wenig liebevoll »innerer Schweinehund« genannt. Gewissermaßen können wir auch dafür nichts: denn von unserer Biologie her ist jeder Mensch so gepolt, dass er für eine Leistung belohnt werden will und das möglichst rasch nach vollbrachter Tat. Nun ernten wir die Früchte für eine gesunde Ernährung aber unter Umständen erst in ein paar Wochen (in Form von einer Kleidergröße weniger) oder Jahrzehnten (in Form von einem starken Herzen und einem gut funktionierenden Immunsystem) und dies auch auf eine eher passive Weise: Wir sehen länger jünger aus, erkranken nicht so leicht, sind beweglicher und fitter. Das heißt es passiert nichts richtig Besonderes, wenn wir gesund leben. Es gibt kein Feuerwerk, und es regnet auch keine Millionen Euro von der Decke. Man bleibt einfach gesund.

Geliebte Gewohnheiten

Was bedeutet dieses Prinzip Belohnung nun konkret? Beispiel: Ein langer mühevoller Arbeitstag liegt hinter einem. Man hat sich über den Chef geärgert und dann hat einem auch noch einer den Parkplatz vor der Nase weggeschnappt. Zum Ausgleich muss es deshalb etwas Angenehmes geben. So lässt sich ein abendliches Belohnungsritual aus ein, zwei Gläsern Bier und einer Tüte Chips vor dem Fernseher ganz gut erklären – auch wenn eine Runde Spazierengehen und anschließend ein Putenschnitzel mit etwas Gemüse und einem

Glas Rotwein ratsamer wäre. Ganz entscheidend bei der Wahl eines bestimmten Lebensstils sind also unsere Emotionen und unsere Gewohnheiten. Sie sind unsere innere Stimme. Tatsächlich, so haben Studien von Hirnforschern gezeigt, spielt die Vernunft in Sachen Lebensplanung eine relativ untergeordnete Rolle. Jeder, der gut auf seine Gefühle hört, weiß in aller Regel, was ihm gut tut. Deshalb sollten Sie sich auch bei Ihrem Vorhaben, sich auf einen neuen Ernährungskurs zu bringen, auf Ihre Gefühle verlassen. Sie sorgen für die nötige Motivation, ein Ziel auch zu erreichen.

Der Trick: Positive Gefühle vermehren, negative meiden!

Insofern sollten Sie vor Ihrem Plan »Ab morgen ändere ich meine Ernährung« genau Ihre Gefühle ins Visier nehmen. Ihre Zielsetzung darf nicht zu weit von Ihren Bedürfnissen entfernt sein, sonst berauben Sie sich, ohne es zu wollen, eines Großteils Ihrer Motivation. Die neue Ernährungsweise muss etwas Positives abwerfen. Sie muss Sie zufrieden und auch stolz machen. Jeder Lernprozess verläuft dabei über einen längeren Zeitraum. Wenn Sie also bisher eher unregelmäßig Obst und Gemüse auf dem Speiseplan hatten, dann kaufen Sie sich von den am wenigsten süßen Sorten die, die Ihnen am besten schmecken. So fällt es leichter, regelmäßig etwas Gesundes und zugleich Leckeres auf dem Teller zu haben. Auf diese Weise werden eine Zielsetzung und die Umsetzung eines Ernährungsziels realistisch.

Hilfreich: Allgemeine Zielsetzungen

Unrealistisch hingegen ist eine Zielsetzung: »Ab morgen gehen ich dreimal die Woche laufen, esse nur noch die Hälfte und schaffe es so locker in drei Monaten, mein Jugendgewicht zu erreichen.« Vor allem, wenn man seit 20 Jahren keinen Sport getrieben und seither 15 Kilogramm zugenommen hat. Realistisch ist immer eine allgemeinere Zielsetzung. »Ich möchte gerne wieder so aussehen wie damals mit 20. Da habe ich mich fit und schön gefühlt.« So machen Sie sich weniger Druck und haben gleichzeitig positive Emotionen. Machen Sie sich deshalb positive Vorstellungsbilder von sich und Ihrem Leben und fühlen Sie einmal hin. Wie geht es Ihnen bei der Vorstellung, in den Spiegel zu sehen und Ihr Bauch ist weg? Wie fühlen Sie sich dabei, wenn Ihnen Frauen interessiert hinterherblicken oder Kollegen anerkennend gucken?

Mit solchen Visualisierungen, wie sie in der Psychologie genannt werden, stellt sich ganz rasch eine echte Motivation ein, etwas an seinem Leben zu ändern. Sobald Sie Ihrem verstärkten körperlichen Einsatz (»Es fühlt sich gut an, wenn ich von einem Spaziergang nach Hause komme«) oder einer neuen Verhaltensweise (»Wenn ich abends Tee statt Wein trinke, schlafe ich besser und bin vormittags konzentrierter«) einen positiven Charakter abgewinnen, dann strengt sich Ihr Gehirn auch an, diese entsprechend abzuspeichern.

Versuchen Sie einmal, Ihren Alltag nur emotional zu betrachten: Was lässt sich besser machen? Wie fühlt es sich an, wenn Sie morgens ohne Frühstück aus dem Haus hetzen? Wie fühlt es sich an, wenn Sie mittags in der Kantine eine Lasagne und danach ein Tiramisu essen? Wie fühlt es sich an, wenn Sie abends nach der Arbeit vor dem Fernseher einschlafen? Wie fühlt es sich an, wenn Sie morgens gerädert sind, weil Sie abends ein Bier zu viel getrunken haben? Stellen Sie sich dieselben Situationen so vor, dass sie positive Gefühle hervorrufen. Wenn Sie morgens früher aufstehen und sich einen leckeren Smoothie zubereiten, beginnt der Tag gleich ganz anders. Wählen Sie mittags in Ruhe Ihr Essen aus und überlegen, was Ihnen später nicht im Magen liegt wie ein Kilo Steine. Machen Sie abends vor dem Fernsehen einen kleinen Abendspaziergang, das macht gute Laune und entspannt. Trinken Sie abends ein schönes Glas Rotwein zum Essen und steigen danach auf eine Kanne Kräutertee um.

Hürden sicher überwinden

Aber dann gibt es natürlich auch Situationen, in denen einem alles entgleitet: Man steht unter einem entsetzlichen Termindruck, muss für einen Kollegen einspringen oder das Kind ist plötzlich erkrankt. Wie sollen Sie unter diesen Umständen ein neues Ernährungsprogramm durchziehen? Jetzt hilft nur, schnell etwas zu essen, das wieder zufrieden und ruhig macht. Jede Mahlzeit sollte der Entschleunigung dienen und einem positiven Lebensgefühl. Nur: Unter Stress stehen besonders Süßigkeiten hoch im Kurs – und die sorgen für Insulinstress und Heißhungerattacken auf immer mehr. Nur, wenn Sie jetzt schon wissen, dass Kauen beruhigt, dann darf es eben ein gesunder, leichter Snack sein: eine Handvoll Nüsse, Rohkoststicks, ein gekochtes Ei mit etwas Sardellenpaste.

(i) So tricksen Sie Heißhunger auf Süßes aus: Vanilleduft bremst die Naschlust. Wenn der Appetit auf zu sehr Süßes plagt, träufeln Sie ein paar Tropfen Vanille-Aromaöl auf eine Duftlampe oder zünden Sie eine Duftkerze mit Vanillearoma an. Ein anderer Trick stammt aus der Akupressur, der Druckpunktmassage: Drücken Sie 20 Sekunden den Punkt zwischen Oberlippe und Nase und schon vergeht die Lust auf Gummibärchen.

Noch mehr Tipps zur LOGIschen Ernährungsumstellung

Fangen Sie sofort mit der LOGI-Methode an und warten Sie nicht länger. LOGI macht zufrieden und satt, und es gibt immer etwas Gutes zu essen. Machen Sie also den ersten wichtigen Schritt und schieben die Ernährungsumstellung nicht unnötig weiter auf. Je länger Sie warten, desto weniger wahrscheinlich ist es, dass Sie je damit anfangen.

Setzen Sie sich klar formulierte und realistische Ziele. Sie geben Ihnen die Richtung vor und sind sehr wichtig für den Erfolg Ihrer Ernährungsumstellung. Das Ziel muss machbar und attraktiv sein, und Sie müssen davon überzeugt sein, es schaffen zu können. Es darf nicht zu groß sein, sonst schreckt es ab, aber auch nicht zu klein sein, sonst ist es nicht attraktiv genug. Beispiel: Zwölf Kilogramm in einem Monat auf gesundem Weg abzunehmen wäre zu viel und nicht machbar; ein Kilogramm ist nicht attraktiv genug. Ein guter Mittelweg wäre also etwa zwei bis drei Kilogramm Gewichtsverlust. Nur wenn Ihr Ziel klar und eindeutig formuliert ist, wissen Sie auch, wann es erreicht ist. Jedes Abnehmziel sollte deshalb eine genaue Gewichts- und Zeitangabe enthalten. Beispiel: »Bis zum 28. Februar wiege ich 70 Kilogramm« ist besser als »Ich nehme in den nächsten Wochen ein paar Kilo ab«.

Ihr Ziel sollte immer hin zu dem, was Sie möchten, und nicht weg von dem, was Sie nicht wollen, formuliert sein.

Beispiel: »Ich möchte mein Wunschgewicht von 70 Kilogramm bis zum 28. Februar 2011 erreichen« (= hin zum Wunschgewicht) ist besser als »Ich möchte nicht mehr 90 Kilogramm auf die Waage bekommen« (= weg vom Übergewicht).

Setzen Sie sich nicht nur langfristige Ziele, sondern auch kleinere Etappenziele. So behalten Sie Ihre Motivation.

Lassen Sie Familie und Freunde an Ihrer Ernährungsumstellung teilhaben. Reden Sie mit Familie und Freunden über Ihr Projekt. Erzählen Sie ihnen, wie es bei Ihnen so läuft, was Sie heute gegessen haben und wie es geschmeckt hat. Betonen Sie immer wieder, wie wichtig Ihnen diese Ernährungsumstellung ist, damit Sie sich wieder richtig in Ihrer Haut wohlfühlen. Dann bekommen Sie auch Verständnis und werden unterstützt. Berichten Sie von Ihren Fortschritten und auch von Rückschritten (das ist normal und nur allzu menschlich). Vermitteln Sie ihnen das Gefühl, dass sie für Sie wichtig sind. Dadurch steigern Sie Ihre Motivation und erhalten zugleich mehr Rückhalt. Sie wissen, dass jemand da ist, der Ihnen im Zweifelsfall zur Seite steht. Und das ist ein tolles Gefühl. Noch toller ist es, wenn Familie und Freunde am gleichen Strang ziehen und mitmachen. Erkundigen Sie sich bei anderen nach Kochtipps und Rezepten. Fragen Sie Nachbarn oder Kollegen, ob sie nicht Lust haben, gemeinsam mit Ihnen laufen zu gehen. So bekommen Sie unter Umständen wertvolle Unterstützung und Sie verpflichten sich selbst zu konsequentem Durchhalten.

Finden Sie Gleichgesinnte. Melde Sie sich einfach am LOGI-Forum an und suchen nach der für Sie passenden Gruppe. Es gibt auch spezielle Abnehmgruppen, die sich regelmäßig treffen, Erfahrungen austauschen und sich Tipps geben. Das ist insbesondere bei einer stärkeren Gewichtsreduktion hilfreich.

Halten Sie sich von Menschen fern, die Sie nur herunterziehen. Suchen Sie die Gesellschaft von positiven Menschen, die wirklich von ganzem Herzen wollen, dass Sie erfolgreich Ihre Ernährung umstellen und dass Sie damit glücklich sind. Menschen, die nur Negativkommentare für ihre Ernährungsumstellung übrig haben, sollten Sie nach Möglichkeit meiden. Manchmal macht eine solche Lebensänderung anderen Menschen auch Angst, weil sie auch an ihren Gewohnheiten rütteln. Lassen Sie sich dadurch nicht beirren, machen Sie weiter und holen Sie sich Unterstützung durch positive Kontakte (siehe oben).

Machen Sie Ihren Plan öffentlich. Lassen Sie andere durch ein Abnehmtagebuch in einem Abnehmforum oder Ihrem eigenen Abnehmblog an Ihren Fortschritten teilhaben. Sich anderen gegenüber zu öffnen, verhindert, dass man vorschnell aufgibt und treibt einen an, weiterzumachen. Überprüfen Sie immer wieder Ihr Ziel, vor allem, wenn Sie einen Durchhänger haben.

Beantworten Sie für sich: Wie wird sich mein Leben durch meine neue Zielsetzung verändern? Was gebe ich dafür auf? Was ist der Preis? Ist das Erreichen des Ziels vernünftig und warum? Führen Sie sich im Vergleich dazu das Gute an Ihrem Zustand zu Beginn der Ernährungsumstellung vor Augen? Was hat sich geändert? Bin ich mit den Erfolgen meiner Veränderung zufrieden?

Installieren Sie sogenannte Brain Clicks. Diese Verhaltensauslöser können Sie ohne großen Aufwand in Ihrem Alltag einbauen. Sagen Sie sich zum Beispiel »Immer wenn ich beim Einkaufen an der Obst- und Gemüseabteilung oder an einem Bio-Markt vorbeikomme, kaufe ich gesundes Obst für meine Zwischenmahlzeiten«. So lernen Sie ganz schnell die »Obstabteilung« mit gesunden Snacks zu verankern.

Belohnen Sie sich. Am besten natürlich mit Dingen, die mit Ihrem neuen Lebensstil zu tun haben. Gehen Sie groß aus zum Sushiessen oder einem exquisiten Vietnamesen. Im besten Fall geht es nach ein paar Wochen zum Power-Shopping, nämlich dann, wenn Sie eine Kleidergröße abgenommen haben!

Suchen Sie sich einen Mentor. Am besten eignet sich jemand, der bereits erfolgreich abgenommen hat und Ihnen so wertvolle Tipps und Motivation geben kann. Ideal hierzu ist auch das Online-Coaching von LOGI.

Nehmen Sie sich Zeit. Entscheiden Sie sich lieber für eine langsame, aber erfolgreiche Ernährungsumstellung als für eine radikale und zum Scheitern verurteilte. Wenn es Ihnen mit der Zeit immer besser geht und Sie langsam aber sicher abgenommen haben, bleiben Sie leichter bei der Sache.

Wiegen Sie sich höchstens einmal pro Woche. Beziehungsweise messen Sie Ihren Bauchumfang, um sich nicht unnötig verrückt zu machen. Kleine Gewichtsschwankungen von ein paar Pfund sind nämlich vollkommen normal. Idealerweise wiegen oder messen Sie sich direkt nach dem Aufstehen immer zur gleichen Uhrzeit. Die Ergebnisse können Sie in eine Tabelle eintragen, die Sie sich an den Badezimmerspiegel hängen. Auch dieser Anblick motiviert.

Machen Sie sich einen Wochenspeiseplan. Wenn Sie eher der spontane Typ sind und nicht für eine Familie kochen müssen, dann können

Sie von Tag zu Tag aussuchen, auf was Sie Lust haben. Wenn Sie Schulkinder zu Hause haben, dann ist ein Wochenspeiseplan ganz praktisch und Sie kommen mit einer großen Einkaufsaktion für die Basics aus. Frischwaren kaufen Sie nach Bedarf.

Kaufen Sie nicht ein, wenn Sie Hunger haben. Sonst werden Sie schnell zum Spielball Ihres Appetits und laden den Einkaufswagen voll mit Dickmachern, die gar nicht auf Ihrem Einkaufszettel stehen. Ein guter Trick für kleine Haushalte: Nehmen Sie für Ihre Einkäufe nicht den Wagen, sondern nur ein Körbchen und haben Sie immer – immer! – einen Einkaufszettel dabei.

Sehen Sie Ihre Mahlzeiten als etwas Wichtiges, ja, als Höhepunkte des Tages an. Zelebrieren Sie Ihr Essen am besten in angenehmer Gesellschaft mit netten Kollegen, Familie und Freunden. Doch auch wenn Sie alleine essen, sorgen Sie für einen schönen Rahmen. Decken Sie sich den Tisch und nehmen Sie sich eine bewusste Auszeit. Essen hat auch viel mit Entspannung und Selbstfürsorge zu tun! Lesen Sie nicht beim Essen und schauen Sie dabei auch nicht fern. Das lenkt ab und sorgt unter Umständen nur dafür, dass Sie die Mengen aus den Augen verlieren.

Clever sättigen!

Wer abnehmen will, muss die Gedanken ans Essen aus dem Kopf vertreiben. Dazu muss man sich immer gut sättigen! Aber clever! Das heißt mit einer geschickten Nahrungsauswahl, sodass trotz Sättigung nach jeder Mahlzeit und einem guten Gefühl am Ende des Tages weniger Kalorien in der Bilanz stehen, als sie verbraucht haben. Die Basis dafür ist Wasser- und Ballaststoffreiches plus Protein. Trinken Sie ein Glas Wasser vor dem Essen. So ist Ihr Magen bereits etwas vorgefüllt und Sie müssen nicht heißhungrig über Ihren Teller herfallen. Von gegarten Gemüsegerichten und Salaten mit einer Olivenölvinaigrette können Sie so viel essen, wie Sie möchten. Essen Sie in jedem Fall schön langsam. Denken Sie daran: Das ganze Grünzeug hält nicht lange satt, wenn Sie es nicht durch eine ausreichend große Portion Eiweiß in Form von Fisch, Fleisch, Tofu, Hülsenfrüchten oder Eiern ergänzen. So können Sie Ihr Essen mehr genießen, Sie entspannen sich, und es kann ein natürliches Sättigungsgefühl eintreten.

Führen Sie neue Essgewohnheiten ein!

Keine Angst vor Neuland, auch nicht beim Essen. Probieren Sie in der Mittagspause doch einmal ganz bewusst etwas Neues aus. Wie wäre es mit dem vegetarischen Menü? Oder Sie nehmen zur Pasta nur Tomatensauce und einen kleinen Salat. Stellen Sie sich eine Flasche Wasser auf den Schreibtisch oder in den Raum, in dem Sie sich am Vormittag aufhalten und sehen Sie zu, dass Sie sie bis zur Mittagspause ausgetrunken haben.

Kochen ist keineswegs nur Frauensache. Wer nicht kochen kann, ist abhängig von der Kochkunst anderer – was ins Geld gehen kann – und von den Erzeugnissen der Lebensmittelindustrie. Dabei ist Kochen kreativ, macht Spaß, hilft beim Abschalten nach einem langen Tag und man kann frei entscheiden, mit was man sich und seinen Lieben etwas Gutes tut. Das Ganze ist auch gar nicht so schwierig, selbst wenn Sie noch nie den Kochlöffel geschwungen haben, entweder weil es Ihnen weibliche Familienangehörige abgenommen haben oder Sie kein Interesse am Essen haben. Dabei ist Essen ein Stück Lebenslust und Kultur, und Sie haben es selbst in der Hand, mit welchen guten Sachen Sie sich verköstigen. Es gibt tolle Kochschulen und Kochbücher für Einsteiger. Empfehlenswert sind Rezepte aus der italienischen, der griechischen und der asiatischen Küche, und – wenn es Sie interessiert – auch für vegetarische Kost.

Kochtipps

Gutes Kochgeschirr erleichtert die Zubereitung.

Und: Braten Sie Fleisch und Fisch nur bei mittlerer Hitze und mit wenig Pflanzenöl an und kombinieren Sie es immer mit viel Gemüse. Verwenden Sie Raps- und Olivenöl anstatt Butter. Dünsten Sie Ihr Gemüse mit wenig Gemüsebrühe und nur bissfest. So werden die enthaltenen Vitamine und Mineralstoffe nicht ausgeschwemmt und besser im Körper verwertet.

Zu viel Salz im Essen verdirbt die Geschmacksnerven und sorgt bei reichlichem Dauergebrauch dafür, dass der Körper zu viel Wasser einlagert. Verwenden Sie es deshalb sparsam und wenn, dann nur Meersalz ohne Rieselhilfen und Zusatzstoffe.

Sorgen Sie für einen aktiven Alltag: Melden Sie sich bei einer Yoga- oder Pilatesgruppe, einer Nordic-Walking-, oder wenn Sie schon fitter sind, einer Laufgruppe an. Durch den Teamsport finden Sie nicht nur neue Freunde und haben mehr Spaß, Sie bleiben auch eher dabei. Gehen Sie so oft es geht zu Fuß oder nehmen Sie das Fahrrad.

Wie Ernährung auf die Seele wirkt

Wer sich vernünftig ernährt, sorgt auch für eine ausgewogene Balance von Geist und Seele. Untersuchungen belegen, dass Menschen, die gerne frisches Gemüse und Fisch, Obst und Vollkornprodukte zu sich nehmen, seltener an Depressionen erkranken und deutlich zufriedener sind. Emeran Mayer, Professor an der University of California in Los Angeles, ist Neurogastroenterologe und erforscht die neuronalen Verbindungen des Magen-Darm-Systems. Dieses, von den Wissenschaftlern sogenannte »zweite Gehirn«, besteht aus einem Nervensystem in den Darmwänden, das dem Gehirn wie ein Zwilling ähnelt. Kopf und Bauch stehen dabei in ständigem Austausch. Allerdings gehen 90 Prozent aller Signale vom Darm aus und landen in den Hirnarealen, die für unsere Gefühle und Stimmungen zuständig sind. Auch Peter Holzer, Professor für Experimentelle und Klinische Pharmakologie an der Universität Graz, ist davon überzeugt, dass unsere Gemütslage viel stärker vom Darm beeinflusst, als wir uns das bisher träumen ließen. Auch Emeran Mayer bestätigt dies. Er ist davon überzeugt, dass man zukünftig die Entstehung seelischer Probleme und Störungen nicht mehr nur im Gehirn suchen wird, sondern auch im Verdauungstrakt (Quelle: Die Zeit 04.08.10).

Buchempfehlungen rund um die LOGI-Methode

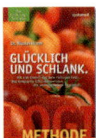

LOGI-METHODE.
Glücklich und schlank.
Mit viel Eiweiß und dem richtigen Fett.
Das komplette LOGI-Basiswissen.
Mit umfangreichem Rezeptteil.
Dr. Nicolai Worm
978-3-927372-26-9 **19,90 €**

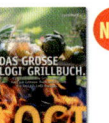

LOGI-METHODE.
Das große LOGI-Grillbuch.
120 heiß geliebte Grillrezepte
rund um Gemüse, Fisch und Fleisch.
Ein Fest für LOGI-Freunde.
Heike Lemberger | Franca Mangiameli
978-3-942772-12-9 **19,99 €**

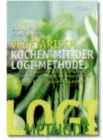

LOGI-METHODE.
Vegetarisch kochen mit
der LOGI-Methode.
LOGI ohne Fisch und Fleisch?
Na klar! 80 innovative und kreative
LOGI-Veggie-Rezepte.
Wenige Kohlenhydrate – glutenfrei!
Susanne Thiel | Dr. Nicolai Worm
978-3-927372-80-1 **19,95 €**

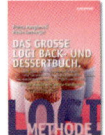

LOGI-METHODE.
Das große LOGI-Back- und
Dessertbuch.
Über 100 raffinierte Dessertrezepte,
die Sie niemals für möglich gehalten
hätten. So macht Leben nach LOGI
noch mehr Spaß!
Mit ausführlichem Stevia-Extrakapitel.
Franca Mangiameli | Heike Lemberger
978-3-927372-66-5 **19,95 €**

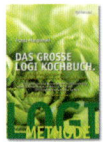

LOGI-METHODE.
Das große LOGI-Kochbuch.
120 raffinierte Rezepte zur Ernährungs-
revolution von Dr. Nicolai Worm.
Mit exklusiven LOGI-Kompositionen
der Spitzenköche Alfons Schuhbeck,
Vincent Klink, Ralf Zacherl, Christian
Henze und Andreas Gerlach.
Franca Mangiameli
978-3-927372-29-0 **19,95 €**

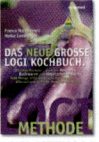

LOGI-METHODE.
Das neue große LOGI-Kochbuch.
120 neue Rezepte – auch für Desserts,
Backwaren und vegetarische Küche.
Jede Menge LOGI-Tricks und die klügsten
Alternativen zu Pizza, Pommes und Pasta.
Franca Mangiameli | Heike Lemberger
978-3-927372-44-3 **19,95 €**

LOGI-METHODE.
Fett Guide.
Wie viel Fett ist gesund? Welches
Fett wofür? Tabellen mit über 500
Lebensmitteln, bewertet nach ihrem
Fettgehalt und ihrer Fettqualität.
Heike Lemberger
Ulrike Gonder | Dr. Nicolai Worm
978-3-942772-09-9 **9,99 €**

 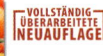

LOGI-METHODE.
LOGI-Guide.
Tabellen mit über 500 Lebensmitteln,
bewertet nach ihrem glykämischen Index
und ihrer glykämischen Last.
Franca Mangiameli
Dr. Nicolai Worm | Andra Knauer
978-3-942772-02-0 **6,99 €**

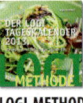

LOGI-METHODE.
Der LOGI-Tageskalender 2013.
Rezepte und Tricks für jeden Tag.
978-3-942772-18-1 **15,99 €**

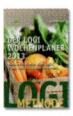

LOGI-METHODE.
Der LOGI-Wochenplaner 2013.
Woche für Woche alles LOGI!
Tipps und Tricks und Übersicht.
978-3-942772-19-8 **9,99 €**

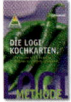

LOGI-METHODE.
Die LOGI-Kochkarten.
Die besten LOGI-Rezepte.
Einfallsreich, einfach, preiswert.
978-3-927372-45-0 **17,95 €**

Mehr Infos zu
Dr. Worms revolutionärer
Ernährungsmethode
finden Sie im Internet auf
www.systemed.de.